Kinder und Smartphones

Florian Bredt

Kinder und Smartphones

Apps, Stress und Sucht – ein Elternratgeber

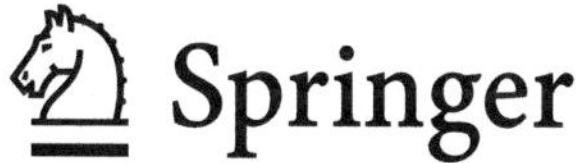

Florian Bredt
Psychotherapeutische Praxis
Dortmund, Deutschland

ISBN 978-3-662-71088-3 ISBN 978-3-662-71089-0 (eBook)
https://doi.org/10.1007/978-3-662-71089-0

Die Deutsche Nationalbibliothek verzeichnet diese Publikation in der Deutschen Nationalbibliografie; detaillierte bibliografische Daten sind im Internet über https://portal.dnb.de abrufbar.

Springer ist ein Imprint der eingetragenen Gesellschaft Springer-Verlag GmbH, DE und ist ein Teil von Springer Nature.
Die Anschrift der Gesellschaft ist: Heidelberger Platz 3, 14197 Berlin, Germany

Danksagungen

An dieser Stelle möchte ich mich kurz bei einigen Personen bedanken, die mich bei der Umsetzung dieses Projektes unterstützt haben.

Erst einmal bedanke ich mich bei meinen Patienten und Patientinnen. Ohne diese wäre ich vermutlich nie auf dieses Thema gestoßen und hätte mich nicht so intensiv damit beschäftigt.

Ein Dank geht auch an meine Familie. Das Schreiben eines Buches kostet viel Zeit und diese habe ich dankenswerterweise bekommen.

Ein besonderer Dank geht an meine Mutter. Sie hat dieses Buch als erste lesen dürfen und hat mit ihrer Korrektur einen wichtigen Teil zum Gelingen des Buches beigetragen.

Auch möchte ich mich bei dem Springer-Verlag und meiner Lektorin sowie allen anderen beteiligten Mitarbeitern und Mitarbeiterinnen des Verlages für die Unterstützung und ihr Vertrauen in dieses Buch bedanken.

Ein Dank auch an Klicksafe, die Herausgeber der DAK-Gesundheitsstudie und die Herausgeber der JIM-Studie. Durch deren Grafiken wird der Ratgeber noch verständlicher und enthält viele wichtige Informationen in Form von Grafiken.

Danke an Sie als Leser. Für Sie habe ich diesen Ratgeber verfasst und ich freue mich, dass Sie ihn nun in den Händen halten. Ich wünsche Ihnen viel Spaß damit und hoffentlich viele wichtige und neue Informationen für Sie.

Interessenkonflikt Der/die Autor*in hat keine für den Inhalt dieses Manuskripts relevanten Interessenkonflikte.

Inhaltsverzeichnis

Über den Autor

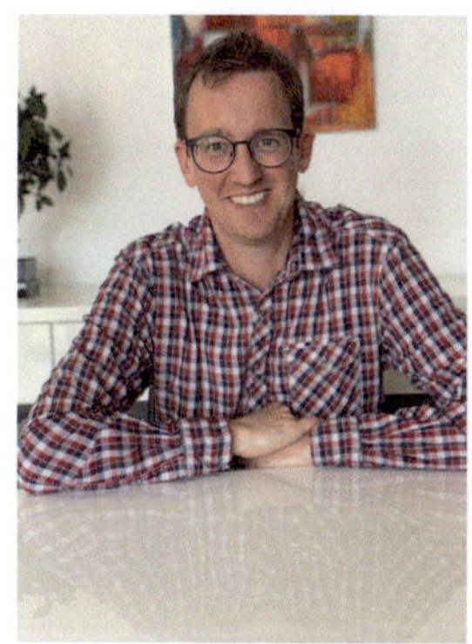

Florian Bredt, Dipl.-Sozialpädagoge, ist Kinder- und Jugendlichenpsychotherapeut und Traumatherapeut. Im Jahr 2012 erhielt er die Approbation zum Kinder- und Jugendlichenpsychotherapeuten. Von 2011 bis 2019 war er Stationstherapeut auf der Suchtstation in der LWL-Klinik Marsberg. Er war Teil der Leitung des „Bündnis Mediensucht Paderborn". Seit 2020 ist er als niedergelassener Kinder- und Jugendlichenpsychotherapeut in Dortmund tätig. Schwerpunkte seiner Arbeit sind unter anderem substanzabhängige Süchte und Mediensucht. Nebenbei ist Florian Bredt als Supervisor, Dozent und Gutachter für Familiengerichte tätig.

Bereits erschienenes Buch des Autors:

Harmlos oder brandgefährlich? Suchtmittelkonsum bei Jugendlichen. Was für Eltern und Betroffene wichtig ist. Klett-Cotta 2021.

Auf der Homepage www.psychotherapie-bredt.de können Sie sich über die Arbeit des Autors ausführlicher informieren. Möchte Sie Kontakt mit dem Autor aufnehmen, schreiben Sie ihm eine Nachricht an kontakt@psychotherapie-bredt.de

1

Einleitung

Das Smartphone ist ein ständiger Begleiter in unserer Gesellschaft und in der heutigen Zeit. Schon Kinder habe ein Handy zur Hand. In der Regel, so erlebe ich es, bekommen die meisten Kinder mit ca. 10 Jahren, wenn sie auf eine weiterführende Schule wechseln, ihr erstes Smartphone. Davor nutzen Kinder häufig schon die Geräte ihrer Eltern oder ihrer Geschwister.

Gerade in der heutigen Zeit, in der das Corona-Virus unser Leben mitbestimmt hat, wird der Nutzen der digitalen Medien sehr deutlich. Schulen, Vereine und teilweise auch Kitas arbeiten online. Schüler und Eltern müssen die digitalen Medien nutzen und es führt in dieser Zeit kein Weg daran vorbei. Die Kommunikation in der digitalen Welt nimmt an Bedeutung deutlich zu. Aber das birgt auch das Risiko, dass eine Rückkehr in das „normale" Leben mit realen sozialen Kontakten und realen Lernfeldern immer schwieriger wird.

Mittlerweile ist es für die Erwachsenen nicht mehr vorstellbar, ohne einen ständigen Zugriff auf unser Smartphone zu leben. Warum sollte es Kindern oder Jugendlichen dann anders gehen? Natürlich, und das ist mir bewusst, gibt es auch noch Menschen, die ohne Smartphone leben können, oder Jugendliche, die noch keines besitzen. Aber sehen wir uns die Wirklichkeit an: Ein Leben ohne diese Geräte ist in der heutigen Welt nicht mehr vorstellbar.

Daher stellt sich die Frage: *Sind Smartphones ein Fluch oder Segen?* Genau das Dilemma wird in diesem Ratgeber aufgegriffen und es werden die Vorteile genauso wie die Nachteile und Risiken betrachtet. Es werden die Auswirkungen auf die Entwicklung der Kinder aufgezeigt und es wird gezeigt, wie wichtig es für Eltern ist, den eigenen Umgang mit dem Smartphone zu reflektieren. Ebenso werden häufige begleitende psychische Erkrankungen bei

F. Bredt, *Kinder und Smartphones*, https://doi.org/10.1007/978-3-662-71089-0_1

einer problematischen Handynutzung aufgezeigt sowie mögliche Hilfsangebote. Auch die Themen Cybermobbing und Cybergrooming liegen mir sehr am Herzen und werde in diesem Buch aufgegriffen. Cybermobbing unterscheidet sich in gravierenden Punkten vom sonstigen Mobbing und hat schwerwiegende Auswirkungen auf betroffene Kinder und Jugendliche.

Warum ich einen Ratgeber nur über die problematische Smartphonenutzung schreibe, werden sich vielleicht einige fragen. Aus meiner Sicht gibt es einen Unterschied zwischen der problematischen Smartphonenutzung und einer allgemeinen problematischen Mediennutzung. Dafür gibt es mehrere Gründe. Erstens ist das Mobiltelefon, im Gegensatz zu einer Spielekonsole, ein ständiger Begleiter und im Alltag immer verfügbar, egal wo wir sind. Zweitens sind wir in der heutigen Zeit aufgrund der veränderten Kommunikation auf ein Smartphone fast schon angewiesen. Ein Schüler, der nicht bei WhatsApp und Co. sein kann, läuft schneller Gefahr, als „Außenseiter" dazustehen. Wie viele Vereine organisieren Termine etc. mittlerweile über Gruppen bei Chatanbietern? Dieser Kommunikationsweg ist natürlich viel einfacher und praktischer als jeden Einzelnen aus einem Verein anzurufen. *Also haben Smartphones etwas Gutes?* Sicherlich haben sie auch positive Seiten. Ich kann weltweit „umsonst" mit Leuten im Kontakt bleiben, ich kann ganze Gruppen auf einmal informieren, ich kann auch telefonieren, ich kann nachsehen, wo ich bin, wenn ich mich verlaufen habe, ich kann Musik hören, ich kann etwas spielen, usw.

Aber ständig verfügbar zu sein und ständig das Gefühl zu haben, auf Nachrichten etc. reagieren zu müssen, kann auch belastend sein.

Daher geht es nicht darum, Smartphones zu verbieten oder zu verteufeln. Nein, es geht darum, zu verstehen, warum die Geräte nützlich sind, warum sie aber auch eine Belastung darstellen können und wie ein sinnvoller, angemessener Umgang mit diesem Gerät aussehen kann. Dabei müssen sich auch gerade die Eltern mit ihrem eigenen Nutzungsverhalten auseinandersetzen und Regeln sollten für alle in der Familie gelten, sicherlich dem Alter angepasst.

In meiner praktischen therapeutischen Arbeit mit Jugendlichen ist die Nutzung des Smartphones immer wieder Thema. In einer der Kliniken, in der ich gearbeitet habe, war die Smartphonenutzung während des stationären Aufenthaltes verboten. Dies führte zu Beginn der Behandlung oft zu Diskussionen mit den Jugendlichen, aber auch in dem Behandlungsteam wurde das Verbot diskutiert. Nachdem sich die Jugendlichen aber daran gewöhnt hatten – sie durften ja über die Station telefonieren –, berichteten viele, die Pause vom Smartphone habe ihnen sehr gut getan. Sie seien mehr zur Ruhe gekommen und hätten es genossen, nicht ständig auf Nachrichten reagieren zu müssen. Dies zeigt, dass Jugendliche auch zeitweise von einer Abstinenz vom Smartphone profitieren.

Der Ratgeber soll Eltern, Angehörigen und jedem, der mit Kindern und Jugendlichen privat oder beruflich zu tun hat, die Augen öffnen für die positiven und negativen Seiten der Smartphonenutzung.

Der Ratgeber muss nicht komplett gelesen werden. Lesen Sie die für sich relevanten oder interessanten Kapitel. Die Arbeitsblätter im Anhang dienen einer eigenen Einschätzung und können auf dem Weg hin zu einem reflektierten Umgang mit dem Smartphone helfen.

Noch zwei Anmerkungen zum Lesen des Buches:

1) Ich rede in dem Ratgeber von „Eltern“. Damit gemeint sind aber alle Personen, die mit Jugendlichen arbeiten oder zu tun haben. Ich schreibe im Text nur „Eltern“, da dies zu einem einfacheren Lesen des Textes führt.
2) Ebenso verwende ich im Text meist eine inklusive Sprache, und wo sie nicht möglich ist die männliche Form für eine bessere Lesbarkeit des Textes.

Zusammenfassung

In der Einleitung erhalten Sie einen Eindruck, warum ich dieses Buch geschrieben habe, wieso es in der heutigen Zeit wichtig ist sich mit dem Konsum des Smartphones bei Kindern auseinanderzusetzen und wie das Buch aufgebaut ist.

Es geht nicht um das Verbieten von Smartphones oder das Verteufeln der Geräte, sondern um eine konstruktive Auseinandersetzung mit dem Medium Smartphone.

Dazu gehört das Hinweisen auf Gefahren, aber auch die Entwicklung eines Verständnisses dafür, warum Jugendlichen Handys heutzutage so wichtig sind.

2

Zahlen und Fakten zur Smartphonenutzung bei Kindern und Jugendlichen

Um nachvollziehen zu können, warum es so wichtig ist, sich speziell mit der Smartphonenutzung bei Kindern und Jugendlichen zu beschäftigen, müssen wir uns mit einigen Zahlen und Statistiken beschäftigen. Diese werden verdeutlichen, welchen Stellenwert Smartphones bei Jugendlichen heute haben.

Wenn wir dann die in diesem Kapitel genannten Zahlen in Verbindung mit den Informationen aus dem Kapitel „Smartphones Fluch oder Segen" (siehe Kap. 3) sehen, wird deutlich klar, warum dieses Buch so wichtig und hilfreich sein kann. Im zweiten Teil des Kapitels verdeutliche ich, welche Auswirkung eine zu frühe Smartphonenutzung auf die Entwicklung der Kinder haben kann.

Viele Informationen zu dem Thema Mediennutzung sind in der JIM-Studie von 2023 veröffentlicht. Die genannten Zahlen und Grafiken habe ich unter anderem aus dieser Studie bezogen.

In der Abb. 2.1 sehen Sie, dass in 99 % der Haushalte mindestens ein Smartphone genutzt wird. Auch ist bekannt, dass 98 % der Haushalte WLAN zu Verfügung haben. Die genannten Zahlen bedeuten: *Kinder wachsen in einer medialen Welt auf und bekommen das Nutzen von Smartphones und Internet schon in frühster Kindheit mit.*

Weit über 90 % der jugendlichen Jungen und Mädchen im Alter von 12 bis 19 Jahren besitzen mittlerweile ein Smartphone (Abb. 2.2) und bereits ab 12 Jahren haben fast 3/4 der Jugendlichen uneingeschränkten WLAN-Zugang. Wie sich der Gerätebesitz in den verschiedenen Altersstufen darstellt, wird in der Abb. 2.3 erkennbar.

Das Internet steht den Jugendlichen weitestgehend zur Verfügung. Auch müssen wir beachten, dass Jugendliche, die ein Smartphone oder das Internet

F. Bredt, *Kinder und Smartphones*, https://doi.org/10.1007/978-3-662-71089-0_2

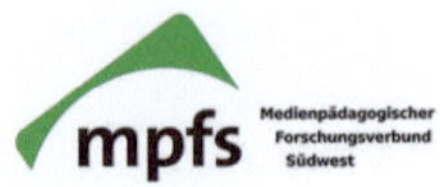

Medienzugänge im Haushalt 2023

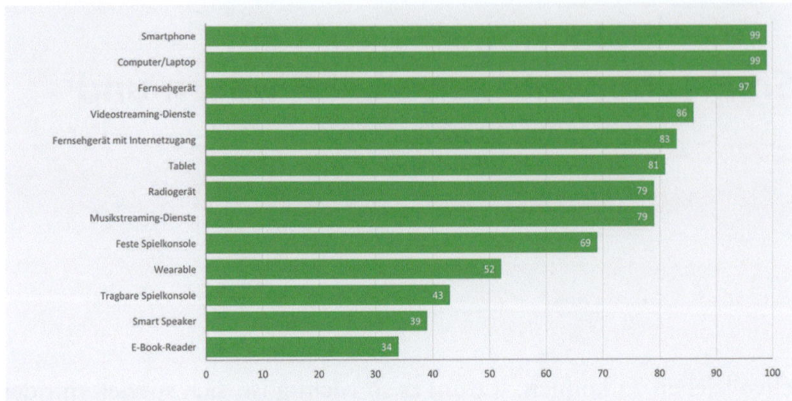

Quelle: JIM 2023, Angaben in Prozent, Basis: alle Befragten, n=1.200

Abb. 2.1 Zugang zu Medien im Haushalt von Jugendlichen 2023. (Quelle: Medienpädagogische Forschungsverbund Südwest (www.mpfs.de), mit freundlicher Genehmigung)

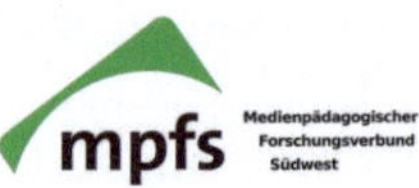

Gerätebesitz Jugendlicher 2023

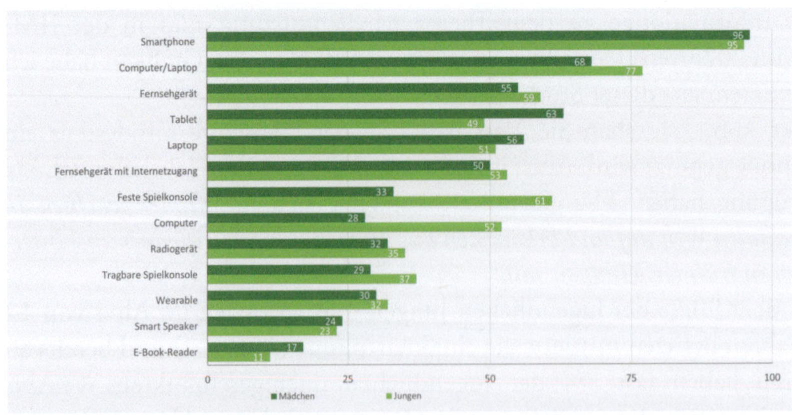

Quelle: JIM 2023, Angaben in Prozent, Basis: alle Befragten, n=1.200

Abb. 2.2 Besitz digitaler Geräte Jugendlicher 2023, getrennt nach Mädchen und Jungen. (Quelle: Medienpädagogische Forschungsverbund Südwest (www.mpfs.de), mit freundlicher Genehmigung)

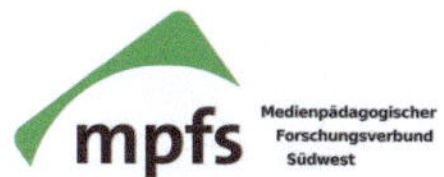

Gerätebesitz Jugendlicher 2023
- Auswahl -

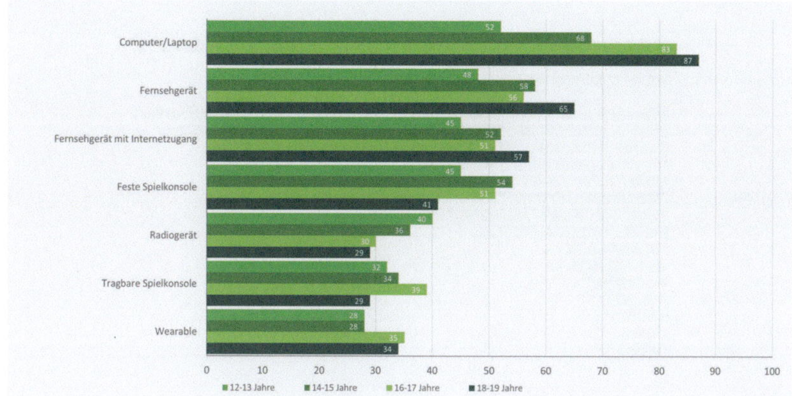

Quelle: JIM 2023, Angaben in Prozent, Basis: alle Befragten, n=1.200

Abb. 2.3 Besitz digitaler Geräte Jugendlicher 2023, getrennt nach Altersklassen. (Quelle: Medienpädagogische Forschungsverbund Südwest (www.mpfs.de), mit freundlicher Genehmigung)

nicht zur Verfügung haben, schnell ausgeschlossen werden können, da ein Großteil der Kommunikation über Smartphones läuft.

Aus einer vorherigen JIM-Studie von 2019 ist bekannt, dass bereits 6 % der 6–7-Jährigen ein Smartphone besessen haben und ab dem 12. Lebensjahr bereits mindestens 95 % der Jugendlichen.

Wie sieht nun aber die Beschäftigung mit Medien in der Freizeit aus? In Abb. 2.4 ist dies dargestellt.

Gleichauf mit dem Internet steht an erster Stelle die Beschäftigung mit dem Smartphone. In dem Kapitel „Smartphone Fluch oder Segen“ wird verdeutlicht, warum das Smartphone so einen großen Reiz hat. Da die Beschäftigung mit dem Smartphone bei fast 100 % der Mediennutzung in der Freizeit liegt, wird auch hier wieder erkennbar, dass das Smartphone aus der heutigen Welt nicht wegzudenken ist und Jugendliche einen angemessenen Umgang damit lernen sollten.

Welche Apps und Angebote nutzen Jugendliche häufig? In der Abb. 2.5 ist erkennbar, dass WhatsApp bei Jungen und Mädchen gleich beliebt ist. Instagram und Snapchat nutzen eher die Mädchen. YouTube wiederum nutzen eher die Jungen.

Bei Instagram und Snapchat können Bilder, Texte und kurze Videos eingestellt werden und gerade bei Instagram geht es darum, viele „Follower“ und

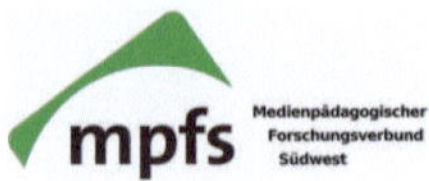

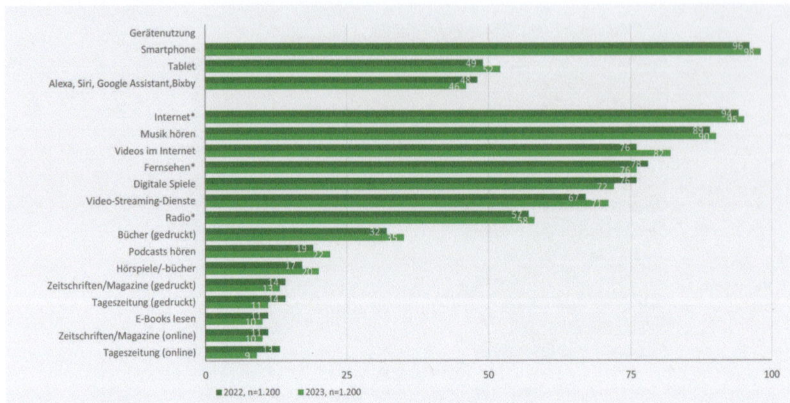

Abb. 2.4 Medienbeschäftigung von Jugendlichen im Vergleich 2022 und 2023. (Quelle: Medienpädagogische Forschungsverbund Südwest (www.mpfs.de), mit freundlicher Genehmigung)

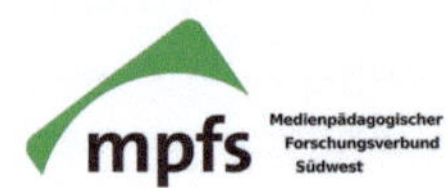

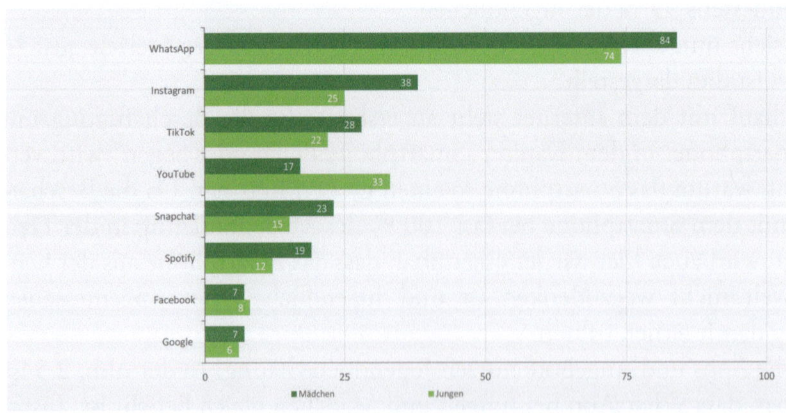

Abb. 2.5 Die wichtigsten Apps für Jugendliche im Jahr 2023. (Quelle: Medienpädagogische Forschungsverbund Südwest (www.mpfs.de), mit freundlicher Genehmigung)

„Likes" zu bekommen. YouTube ist eine Plattform, auf der Videos angeschaut werden können, aber auch eigene Videos können eingestellt werden.

Die wichtigste App für die Kommunikation ist, wie zu erwarten, WhatsApp. Instagram folgt mit Abstand. Auffällig ist, dass Facebook nur noch bei 15 % liegt. Es scheint, dass Facebook bei Jugendlichen keinen so hohen Stellenwert mehr hat und die Kommunikation über WhatsApp praktischer und einfacher ist. Bei WhatsApp kann in Einzelchats, aber auch in Gruppenchats kommuniziert werden.

Allgemein zeigt sich, dass Smartphones und das Internet aus unserem Leben und dem Leben der Jugendlichen nicht wegzudenken sind und einen wichtigen Faktor in ihrem Leben einnehmen.

Betrachten wir nun einmal die Zeit während der Corona-Pandemie: Die Wichtigkeit der Kommunikation über Smartphones und das Internet nimmt noch mehr zu. Schulen arbeiten online, Freunde können nur noch über Telefon, Chats oder Videos kommunizieren etc. Hätten wir diese Möglichkeiten nicht gehabt, hätte die Einsamkeit noch mehr zugenommen und die Folgen wären noch gravierender als eh schon.

In Zwischenergebnissen einer DAK-Studie „Mediensucht 2020" zeigt sich Folgendes:

> *„Die ersten Zwischenergebnisse der Studie sind alarmierend: Bei fast 700.000 Kindern und Jugendlichen ist das Gaming riskant oder pathologisch. Im Vergleich zum Herbst 2019 nehmen die Spielzeiten unter dem Corona-Lockdown werktags um bis zu 75 Prozent zu. Ähnlich problematisch wie Onlinespiele sind Social-Media-Aktivitäten. Eine pathologische (krankhafte) Nutzung wird bei rund 170.000 Jungen und Mädchen (3,2 Prozent) festgestellt. Während der Corona-Krise steigen die Social-Media-Zeiten werktags um 66 Prozent an – von 116 auf 193 Minuten pro Tag."* (https://www.dak.de/dak/gesundheit/dak-studie-gaming-social-media-und-corona-2295548.html#/ letzter Zugriff am 22.01.2025 um 17:14Uhr)

In der Abb. 2.6 sehen Sie die allgemeine Entwicklung der täglichen Onlinenutzungszeiten. Es gibt einen deutlichen Anstieg während der Corona-Zeit. Aber auch allgemein ist ein deutlicher Anstieg in den letzten zehn Jahren zu sehen.

In den Abb. 2.7, 2.8 und 2.9 sehen Sie die Nutzungszeiten von Social Media, digitalen Spielen und Streamingdiensten. Bei allen ist während der Corona-Zeit ein deutlicher Anstieg zu sehen (April 2020). Danach gehen die Nutzungszeiten wieder zurück, wobei sie bei den Streamingdiensten und den digitalen Spielen auf ein niedrigeres bzw. fast gleiches Niveau fallen wie vor Corona. Bei den sozialen Medien bleibt die Nutzungszeit deutlich höher als noch vor Corona.

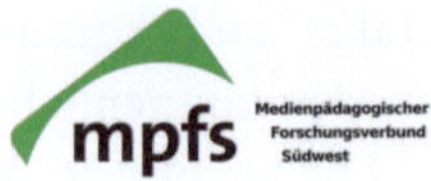

Entwicklung tägliche Onlinenutzung 2013-2023

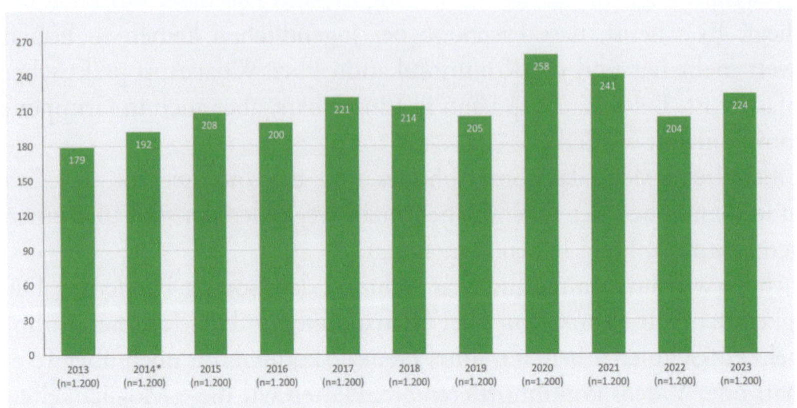

Quelle: JIM 2013-JIM 2023, Angaben in Minuten; *Änderung der Fragestellung, Basis: alle Befragten, n=1.200

Abb. 2.6 Die Entwicklung der täglichen Onlinenutzungszeit Jugendlicher von 2013 bis 2023. (Quelle: Medienpädagogische Forschungsverbund Südwest (www.mpfs.de), mit freundlicher Genehmigung)

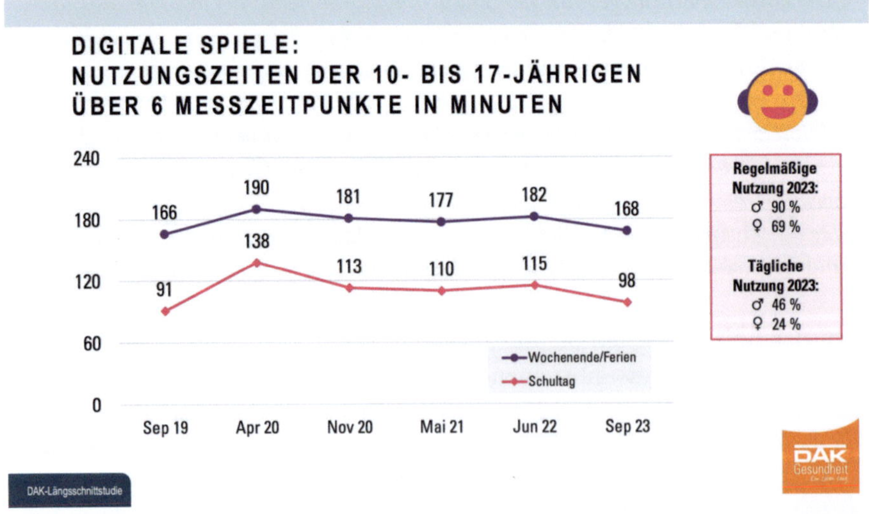

Abb. 2.7 Nutzungszeiten digitaler Spiele der 10–17-Jährigen von 2019 bis 2023. (Quelle: DAK-Gesundheit/DZSKJ, mit freundlicher Genehmigung)

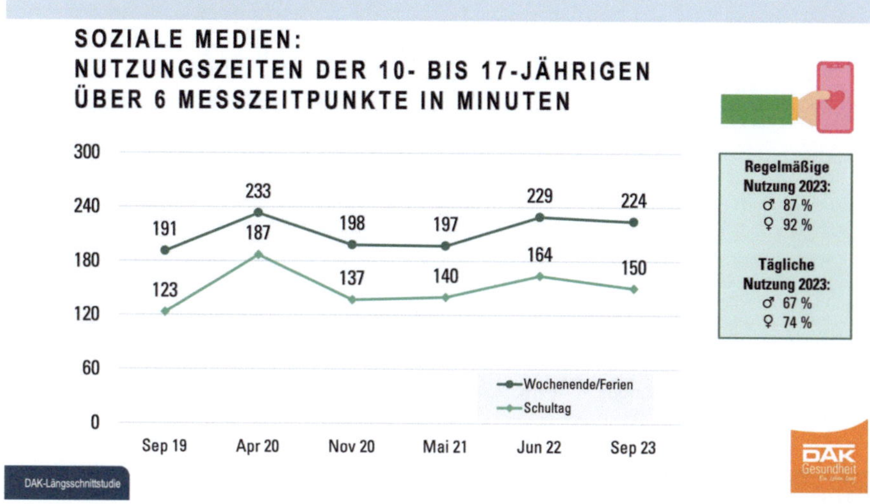

Abb. 2.8 Nutzungszeiten sozialer Medien der 10–17-Jährigen von 2019 bis 2023. (Quelle: DAK-Gesundheit/DZSKJ, mit freundlicher Genehmigung)

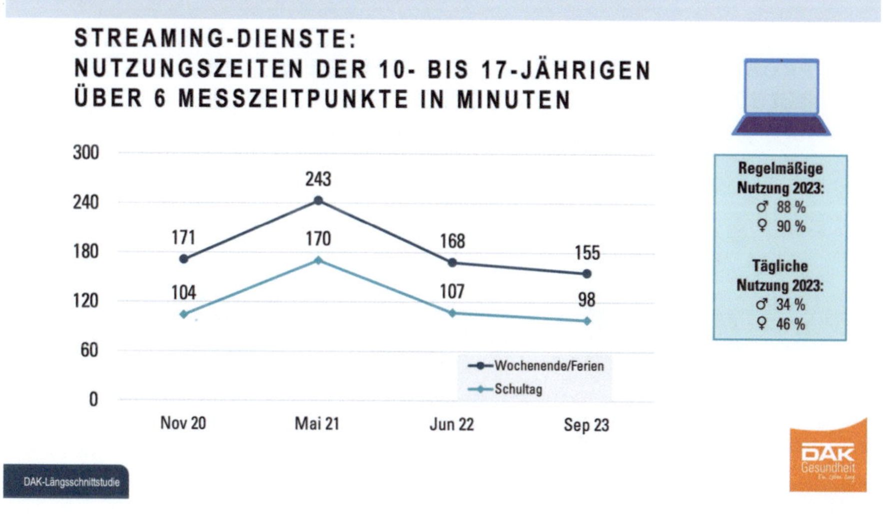

Abb. 2.9 Nutzungszeiten von Streamingdiensten der 10–17-Jährigen von 2020 bis 2023. Quelle: DAK-Gesundheit/DZSKJ. (Quelle: DAK-Gesundheit/DZSKJ, mit freundlicher Genehmigung)

Um die Gefahren der digitalen Welt einmal zu verdeutlichen, möchte ich auf die Abb. 2.10, 2.11 und 2.12 hinweisen.

In diesen wird erkennbar, dass die riskante Nutzung bei digitalen Spielen, Streamingdiensten und den sozialen Medien deutlich angestiegen ist. Insbesondere bei den sozialen Medien ist ein Anstieg von 200 % bei der riskanten

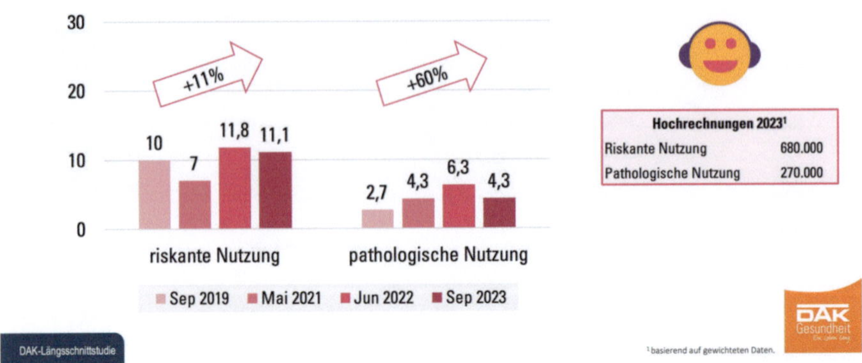

Abb. 2.10 Problematische Nutzung digitaler Spiele von 10–17-Jährigen im Vergleich von 2019 bis 2023. (Quelle: DAK-Gesundheit/DZSKJ, mit freundlicher Genehmigung)

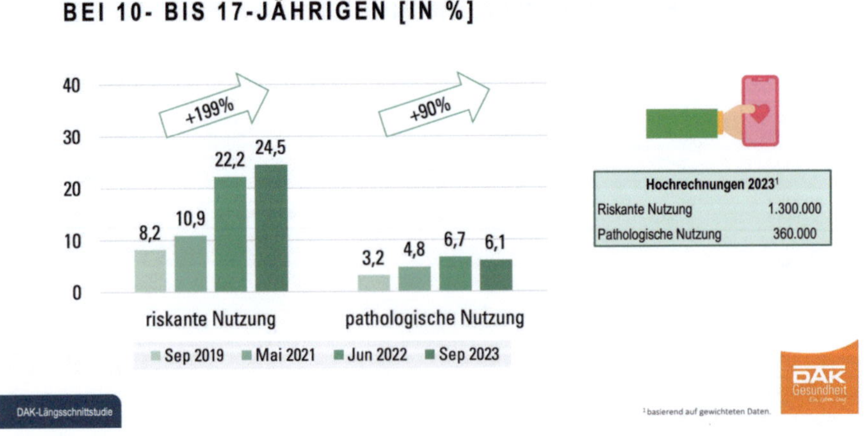

Abb. 2.11 Problematische Nutzung sozialer Medien von 10–17-Jährigen im Vergleich von 2019 bis 2023. (Quelle: DAK-Gesundheit/DZSKJ, mit freundlicher Genehmigung)

Nutzung zu verzeichnen und 90 % bei der pathologischen Nutzung. Pathologische Nutzung bedeutet, dass eine Abhängigkeit besteht. Nur bei der Nutzung der Streamingdienste gibt es einen Rückgang der pathologischen Nutzung und keinen signifikanten Anstieg der riskanten Nutzung.

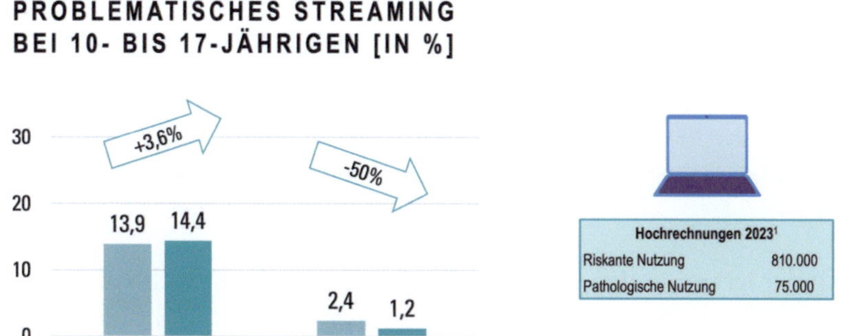

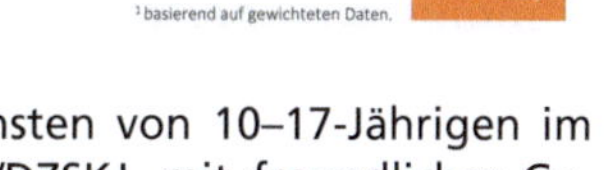

Abb. 2.12 Problematische Nutzung von Streamingdiensten von 10–17-Jährigen im Vergleich von 2022 bis 2023. (Quelle: DAK-Gesundheit/DZSKJ, mit freundlicher Genehmigung)

Es wird also deutlich erkennbar, dass die Nutzung der Inhalte auf dem Handy zu einer Abhängigkeit oder zu einem riskanten Konsum (Vorstufe der Abhängigkeit) führen kann. Daher ist es so wichtig, sich mit dem Thema der Smartphonenutzung intensiv auseinanderzusetzen und von Beginn an die Kinder darin zu unterstützen, nicht in einen riskanten Konsum zu geraten.

Mittlerweile ist auch bekannt, dass der Medienkonsum einen Einfluss auf die Entwicklung unserer Kinder hat, sowohl der direkte, als auch der indirekte Konsum. Wichtig zu verstehen ist: Auch wenn die Kinder nicht selbst konsumieren, ist ein übermäßiger Konsum der Eltern nicht förderlich bzw. kann sogar schädlich sein.

Damit Kinder in den ersten zwei Jahren ihres Lebens eine sichere Bindung zur primären Bezugsperson aufbauen können, benötigen sie die ungestörte Aufmerksamkeit, den feinfühligen Umgang und die weitgehende Anwesenheit dieser Person. Ist die Bezugsperson nur auf ihr Smartphone konzentriert und damit sehr viel beschäftigt, bekommt das Kind nicht die Aufmerksamkeit, die es in den frühen Lebensjahren benötigt. Es kann auch einen Einfluss auf das Spielverhalten haben, und die Entwicklung eines ausreichenden Sicherheitsgefühls kann nicht gelingen.

Legen Sie als Eltern ihr Handy in Gegenwart ihres Kindes möglichst weg!

Bei Kleinkindern können wir auch schon beobachten, dass das Mobiltelefon einen hohen Reiz hat. Sie sind bereits an den Farben und Bewegungen auf dem Handy interessiert und werden oft ruhiger und entspannter, wenn sie auf das Gerät schauen dürfen.

ACHTUNG! Das Handy ist kein Gerät, um ihr Kind ruhigzustellen!

Kinder lernen in den ersten zwei Lebensjahren hauptsächlich über die Bewegung und die Sensomotorik (das Fühlen). Denken und Handeln sind in dieser Zeit noch identisch und können nicht differenziert werden.

Wird die Bewegungslust durch eine übermäßige Nutzung des Smartphones nicht mehr empfunden, nehmen das Erkunden, die Wissbegierde, die Nachahmung, das Spielen und das schöpferische Erfinden deutlich ab. Der Übergang vom Handeln zum Denken kann sich nicht störungsfrei entwickeln, sodass es zu Entwicklungsverzögerungen kommt.

Das Kind muss die räumliche Realität wahrnehmen und dies kann nicht über das Handy geschehen. Auch entstehen die meisten Gerhirnzellen in den ersten Lebensjahren, ebenso erste Verknüpfungen, was das Denken erst ermöglicht. Es ist bekannt, dass eine übermäßige Mediennutzung in jungen Jahren einer gesunden Hirnentwicklung entgegensteht.

Auch die Feinmotorik entwickelt sich in den ersten Jahren und wird durch die Smartphonenutzung eingeschränkt. Das Erkunden, Malen und Schreiben mit der Hand sind sehr wichtig für eine gesunde Entwicklung.

Wichtig zu wissen

Medien/Smartphones stehen einer gesunden frühkindlichen Entwicklung im Wege. Es kann zu Einschränkungen in der gesamten Entwicklung führen.

Auch kann sich bereits in frühen Jahren ein Suchtverhalten entwickeln.

Fallbeispiel

Ein 7-jähriger Junge stellte sich mit seiner Mutter in meiner Praxis vor.

Zunächst wurde von Ängsten, alleine zu sein und alleine hinauszugehen berichtet. Auch sei die Konzentration vermindert und die Aufmerksamkeit gestört.

Im Laufe der Gespräche wurde von Konflikten im häuslichen Umfeld berichtet. Diese träten auf, wenn der 7-Jährige sein Handy abgeben müsste. Er habe ein eigenes Smartphone seit dem Homeschooling während Corona. Er spiele hauptsächlich Roblox oder Minecraft. Bei Einschränkungen reagiere er aggressiv und mit Verweigerung.

> Mit der Kindsmutter wurde an einer angemessenen Handynutzung gearbeitet, auch bezüglich sich selbst.
>
> Veränderungen konnten vorgenommen werden und die Handynutzungszeit deutlich reduziert werden.
>
> Nach einigen Monaten berichtete die Mutter dann, dass ihr Sohn wieder mehr hinausgehe und auch zu Hause wieder mit Spielzeug spielen könne.

An diesem Fallbeispiel sehen wir, welchen Einfluss die Smartphonenutzung schon in frühen Jahren haben kann und dass Veränderungen möglich, aber sicherlich nicht einfach sind. Ebenso wurde deutlich, dass der eigene Konsum der Eltern immer mit thematisiert werden muss.

Zusammenfassung

Durch die Corona-Krise ist die Nutzungszeit der Smartphones deutlich angestiegen, insbesondere im Bereich der sozialen Medien und der digitalen Spiele.

Leider musste festgestellt werden, dass die Nutzungszeiten nie auf das Niveau von vor Corona zurückgegangen, sondern hoch geblieben sind (außer bei der Nutzung der Streamingdienste).

Auch ist deutlich erkennbar, dass immer mehr Jugendliche eine riskante Nutzung haben oder schon in einer Abhängigkeit von digitalen Spielen oder Social Media sind.

Erkennbar ist hier, dass die Handys und ihre Nutzungsmöglichkeiten immer wichtiger für die heutige Jugend werden und wir uns daher damit beschäftigen müssen, wie wir unsere Kinder schützen können, aber gleichzeitig auch befähigen können die Mobiltelefone verantwortungsbewusst zu nutzen.

Literatur

https://mpfs.de/studie/jim-studie-2024/

https://www.dak.de/dak/unternehmen/reporte-forschung/dak-studie-mediensucht-2023-24_56536

Storm, A. (Hrsg.) (2019). Kinder- und Jugendreport 2019. Heidelberg: medhochzwei Verlag

3 Smartphones – Fluch oder Segen?

Es stellt sich die Frage, ob Smartphones ein Fluch oder ein Segen sind. Oder sind sie beides?

Was ist ein Smartphone denn überhaupt und wie unterscheidet es sich von anderen Handys? Was kann ich alles mit dem Smartphone machen? Was sind die Vor- und Nachteile eines solchen Gerätes?

Sicherlich hat jeder von Ihnen dabei seine eigene Meinung. Für viele ist das Smartphone aus der Berufswelt und auch aus der privaten Welt nicht mehr wegzudenken. Es erleichtert vieles. Gleichzeitig ist die ständige Erreichbarkeit nicht immer vorteilhaft.

Aus meiner professionellen Sicht ist es wichtig, sich eine eigene Meinung über das Thema „Smartphones" zu bilden, damit man im weiteren Verlaufe sich einen angemessenen Umgang damit überlegen kann und auch verstehen lernt, warum Smartphones für Teenager heutzutage nicht mehr wegzudenken sind.

3.1 Was ist ein Smartphone?

Jeder von uns kennt Smartphones. Trotzdem möchte ich die Funktionen einmal näher erläutern, weil es Ihnen zeigen wird, warum diese Geräte einen so hohen Reiz haben. Smartphone (englisch, etwa „schlaues Telefon") nennt man ein Mobiltelefon (umgangssprachlich Handy) mit umfangreichen Computerfunktionalitäten und Konnektivitäten. Der Begriff dient der Abgrenzung von herkömmlichen („reinen") Mobiltelefonen. Zentrale Merkmale

F. Bredt, *Kinder und Smartphones*, https://doi.org/10.1007/978-3-662-71089-0_3

sind Touchscreens zur Bedienung sowie computerähnliche Betriebssysteme. Ein Internetzugang ist wahlweise per mobiler Breitbandverbindung des Mobilfunkanbieters oder WLAN möglich.

Die ersten Smartphones gab es bereits in den späten 1990er-Jahren, aber erst ab der Einführung des iPhones im Jahr 2007 gewannen sie nennenswerte Marktanteile.

Das Smartphone kann für Folgendes genutzt werden:

„… als Schmuckstück
… als MP3- Player
… als Foto- und Videokamera
… als Spielkonsole
… als Radio und Fernseher
… als Organizer/ Kalender
… als Web-Browser
… als Navigationsgerät
… als Geldbörse und Ausweis
… als Telefon
… als Kommunikationsmittel
… zur Aufzeichnung sportlicher Leistungen"

Vielleicht fallen Ihnen noch mehr Punkte ein, wie Sie oder Ihre Kinder das Smartphone nutzen. *Denken Sie einmal darüber nach, welche Punkte auf Sie zutreffen und welche Punkte in Ihrem Alltag unabdingbar wären.*

3.2 Segen?

Smartphones sind ein Segen. Dass Smartphones ein Segen sind, werden Jugendliche auf jeden Fall so sehen und sie sind sehr froh, wenn sie ein solches Gerät besitzen. Es gilt mittlerweile schon als Statussymbol und nach meiner Erfahrung geht die Tendenz dahin, den Kindern ab der weiterführenden Schule ein erstes Smartphone zur Verfügung zu stellen. Wenn wir uns den „Segen" nun einmal betrachten wollen, werden wir es aus Sicht der Heranwachsenden und aus Sicht der Eltern tun. Beide Seiten profitieren von Smartphones.

Betrachten wir die Nutzung der Smartphones zunächst aus Sicht der Eltern:

Ihr Kind ist durchgehend erreichbar, sowohl telefonisch, als auch per Nachrichten. Ebenso fühlen sich Eltern häufig sicherer, wenn ihr Kind mit einem solchen Gerät unterwegs ist, da sie ihre Eltern jederzeit kontaktieren könnten.

Die Kinder können z.B. Bahnverbindungen heraussuchen, wenn eine Bahn einmal ausfällt. Auch über wichtige Dinge in Vereinen werden die Kinder/ Jugendlichen und auch Eltern über Gruppenchats informiert. So sind sie immer auf dem Laufenden. Je nach Einrichtung des Smartphones können Eltern auch nachvollziehen, wo sich ihr Kind aufhält oder was sie auf dem Smartphone nutzen.

Fragt man Jugendliche, ob sie sich ein Leben ohne Smartphone vorstellen können, würden sicherlich an die 100 % mit „Nein" antworten. Aus deren Sicht ist das Smartphone sicherlich noch ein größerer Segen als aus Sicht der Eltern.

Folgende Vorteile werden häufig genannt:

Es ist immer alles verfügbar (Spiele, Chatten, Shoppen etc.), man bleibt einfacher in Kontakt mit anderen (selbst weltweit möglich) und man ist immer erreichbar.

Die Jugendlichen profitieren sehr von einem Smartphone, weil alles „Wichtige" in einem Gerät vereint ist. Nähme man ihnen das Smartphone weg, würde nicht nur das Telefon fehlen, sondern auch die Möglichkeit, mit anderen Gleichaltrigen zu chatten, Musik zu hören, zu spielen, etwas nachzulesen etc.

Musik hören, mit anderen kommunizieren, gemeinsam was spielen geht auch ohne das Handy, aber die Jugendlichen wachsen mit dem Smartphone auf. Und somit ist dieses Gerät unersetzlich und die Teenager sind in der heutigen Zeit „nichts" ohne ein Smartphone. **Wir könnten sagen, sie sind dann sozial nicht existent.**

Zusammenfassend müssen wir feststellen, dass das Smartphone ein Segen sein kann und sehr viele Vorteile bietet, die nicht außer Acht gelassen werden dürfen, wenn man sich mit der Smartphonenutzung von Jugendlichen auseinandersetzen will. Gerade in der Corona-Krise waren Smartphones sehr wichtig, damit überhaupt eine soziale Kommunikation mit Freunden erfolgen konnte und die Schüler am Unterricht teilnehmen bzw. Lernstoff erhalten konnten (oft über Apps der einzelnen Schulen).

3.3 Fluch?

Smartphones sind ein Fluch. Fragt man Jugendliche, würde die Mehrheit dieses verneinen. Ein Teil würde es vielleicht aber auch bejahen, gerade Jugendliche, die negative Erfahrungen durch Smartphones gemacht haben (z.B. Cybermobbing, siehe Kap. 10).

Würden die Eltern gefragt, ob Smartphones ein Fluch sind, würde ein größerer Teil dieses sicherlich bejahen, aber sie könnten sich selbst ein Leben ohne Handy nicht mehr vorstellen.

Wo aber liegt nun die Problematik bei den Smartphones, gerade wenn Jugendliche diese unkontrolliert nutzen können? In einer Dokumentation wurde gesagt „die Smartphones haben den Kampf um unsere Aufmerksamkeit gewonnen“. Teenager benennen dazu in Gesprächen häufig Folgendes: Es gäbe kaum Ruhezeiten, sie hätten das Gefühl, immer schnell reagieren zu müssen und sie hätten Angst, etwas zu verpassen.

In einer der Kliniken, in der ich gearbeitet habe, gab es die Regel, dass die Jugendlichen während des gesamten Aufenthalts kein Smartphone nutzen durften. Zu Beginn der Behandlung war der Protest oft groß. Es zeigte sich aber, dass die Patienten unter der Abstinenz wieder lernten, mit anderen Jugendlichen im realen Leben zu kommunizieren und zu agieren. Wenn wir die Jugendlichen am Ende der Behandlung fragten, wie sie es ohne Smartphone fanden, kamen Antworten wie: „Es war viel ruhiger und entspannter für mich.“; „Ich musste nicht ständig auf irgendwas reagieren.“; „Ich habe wieder gelernt, etwas mit anderen Jugendlichen im realen Leben zu machen.“; „Ich konnte besser schlafen.“ etc.

Die Bedeutung dieser Aussagen ist, dass Jugendliche auch von smartphonefreien Zeiten profitieren und vielleicht sollten solche in den Alltag eingebaut werden. Ebenso sehen wir, dass das Smartphone auch eine Belastung darstellt und somit ein Fluch sein kann.

Smartphones sind ein Segen und ein Fluch zugleich. Es kommt auf den richtigen, angemessenen Umgang mit dem Smartphone an.

3.4 Bedürfnisse heute

Die Bedürfnispyramide nach Maslow ist sehr bekannt.

In der Abb. 3.1 wurde die eigentliche Pyramide um die Grundbedürfnisse WLAN und Akku ergänzt.

Was eigentlich eher amüsant gemeint war, muss mittlerweile ernst genommen werden. Wie wichtig sind Ihnen bzw. Ihrem Kind das WLAN und der Akku? Wahrscheinlich sind diese Dinge Ihnen auch wichtig. Daher werden WLAN und Akku immer mehr zu unseren Grundbedürfnissen. Es geht heute nicht mehr nur um die eigentlichen Grundbedürfnisse nach Maslow.

Um zu verstehen, dass WLAN und Akku Bedürfnisse von uns sind, müssen wir aber erst einmal verstehen, was ein Bedürfnis überhaupt ist.

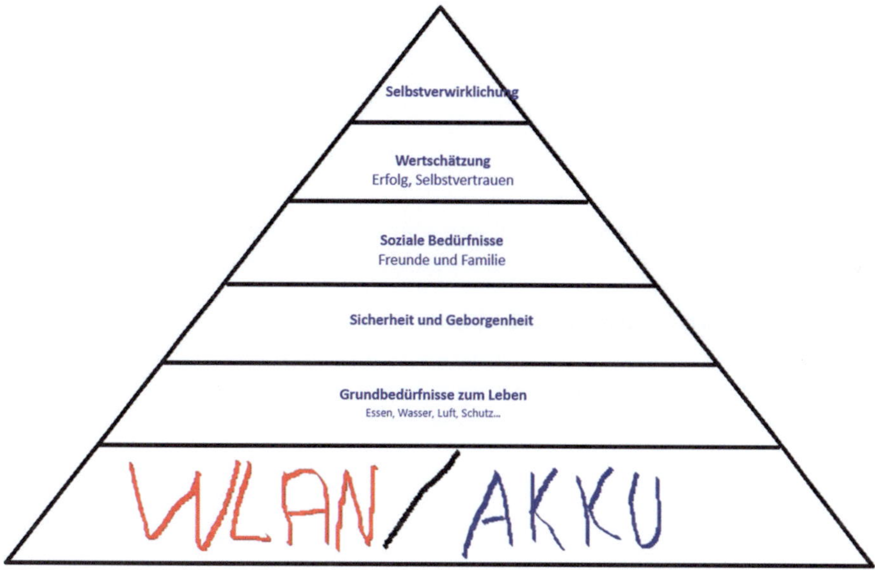
Selbstverwirklichung
Wertschätzung
Erfolg, Selbstvertrauen
Soziale Bedürfnisse
Freunde und Familie
Sicherheit und Geborgenheit
Grundbedürfnisse zum Leben
Essen, Wasser, Luft, Schutz...
WLAN/AKKU

Abb. 3.1 Die heutige Bedürfnispyramide ergänzt um WLAN und Akku. (Quelle: privat)

„Allgemeine, umfassende Bezeichnung für Mangelzustände, die das Verhalten und kognitive Prozesse der Verhaltenssteuerung an solchen Zielen orientiert, welche eine Bedürfnisbefriedigung nach sich ziehen oder zumindest in Aussicht stellen" (Fröhlich 2005).

WLAN und Akku müssen zur Verfügung stehen und somit das Bedürfnis danach „gestillt" wird. Nehmen sie ihrem Kind einmal das WLAN und das Aufladekabel weg. Sie werden sehen, wie schnell versucht wird, das Bedürfnis danach zu stillen.

Zusammenfassung

Sind Smartphones ein Fluch oder ein Segen?

Diese Geräte sind beides. Deutlich erkennbar sind viele Vorteile der Geräte und dass sie einen positiven Nutzen für die Jugendlichen haben. Gerade während der Corona-Krise waren die Mobiltelefone nicht wegzudenken und halfen in Kontakt mit der Peergroup zu bleiben.

Aber sie sind auch ein Fluch. Die Heranwachsenden haben das Gefühl, ständig zur Verfügung stehen und auf Nachrichten schnell reagieren zu müssen. Der ständige Zwang, reagieren zu müssen, kann in Stress ausarten und bis hin zu Schlafstörungen führen.

Also sind Handys ein Segen und ein Fluch zugleich. Es kommt hier auf einen angemessenen Umgang mit den Geräten an.

Literatur

Fröhlich (2005). Wörterbuch Psychologie. München: Deutscher Taschenbuch Verlag

Weiterführende Literatur:

Spitzer, M. (2019). Die Smartphone- Epidemie - Gefahren für Gesundheit, Bildung und Gesellschaft. Stuttgart: Klett- Cotta

4

Ab wann ist der Smartphonegebrauch problematisch?

In diesem Kapitel werden wir betrachten, wann ein Smartphonegebrauch als problematisch angesehen werden kann. Wenn man es aus objektiver Sicht betrachtet, ist die Einschätzung bei jedem anders und hat auch viel mit der eigenen Nutzung zu tun. Aber es können Kriterien benannt werden, die aufhorchen lassen sollten.

Schauen wir uns diese Kennzeichen näher an, müssen wir uns an den Kriterien für eine Internetabhängigkeit orientieren. Sicher ist es schwieriger, eine Abhängigkeit von einem Smartphone zu diagnostizieren als von anderen Geräten, da das Smartphone ein Alltagsbegleiter ist und sowohl zu Hause als auch auswärts genutzt werden kann. Eine Abhängigkeit hat bestimmte Kriterien, die erfüllt werden. Beim Smartphone schaut kaum einer auf die Nutzungsdauer oder Einschränkungen, die der Jugendliche durch das Smartphone hat. Die positiven Effekte scheinen zu überwiegen, sodass selten auf eine mögliche Abhängigkeit geachtet wird. Sollte der Verdacht auf einen problematischen Gebrauch aufkommen, wäre eine diagnostische Einschätzung durch einen Kinder- und Jugendlichenpsychotherapeuten oder Psychiater zu empfehlen.

Computerspielsucht (Internet Gaming Disorder) wurde im Juni 2018 von der Weltgesundheitsorganisation (WHO) als eigenständige psychische Erkrankung aufgenommen. Die Anerkennung der Medienabhängigkeit als psychische Erkrankung wird für eine bessere Behandlung und ein größeres Versorgungsangebot für medienabhängige Jugendliche sorgen. Es ist zu erwarten, dass Leitlinien zur Behandlung der Internet Gaming Disorder entwickelt werden und somit eine strukturierte und evaluierte Behandlung erfolgen kann.

F. Bredt, *Kinder und Smartphones*, https://doi.org/10.1007/978-3-662-71089-0_4

Unter die Internet Gaming Disorder fallen nicht nur Computerspiele, sondern auch übermäßige Internetnutzung und Offlinespiele. Die Kriterien dafür werden in Abschn. 4.1 zum Thema „Diagnostische Kriterien" erläutert. Warum wir hier insbesondere die Smartphones im Blick haben müssen, wurde bereits im Deutschen Ärzteblatt 2016 benannt: „Der Zugang zum Internet über Smartphones ist inzwischen der häufigste" (Bühring 2016).

In den letzten Jahren war in der Fachpresse immer wieder die problematische Smartphonenutzung ein Thema. Gerade in der Zeit von Corona und danach nahm die Erkenntnis zu, dass die Smartphonenutzung bei vielen Jugendlichen problematisch sein könnte.

Es werden hier aber auch Risiko- und Schutzfaktoren betrachtet. Schutzfaktoren sind Faktoren, die ein Risiko für eine Handyabhängigkeit erhöhen oder auch verringern können.

4.1 Diagnostische Kriterien

Sehen wir uns nun einmal die Kriterien für eine Internetabhängigkeit an, wie sie in den USA diagnostiziert wird und die auch in Deutschland angewendet werden.

Von den genannten Merkmalen müssten 2–4 erfüllt sein, um von einem riskanten Konsum zu sprechen. Ab fünf Kriterien würde man von einer Abhängigkeit sprechen.

Folgende Kriterien werden benannt:

1) *Fast ausschließliche Beschäftigung mit Internetaktivitäten.*
2) *Entzugserscheinungen: Sie treten auf,* wenn Internetnutzung nicht möglich ist.
3) *Toleranzentwicklung:* Der Jugendliche muss immer mehr und mehr spielen oder im Internet sein.
4) *Kontrollverlust:* Der Jugendliche kann die Zeit im Internet nicht eingrenzen und regulieren.
5) *Fortsetzung des Konsums trotz negativer Folgen:* Trotz Konflikten mit Eltern oder Problemen in der Schule wird der Konsum fortgesetzt.
6) *Interessenverlust:* Der oder die Jugendliche übt keine anderen Hobbys mehr aus, Freizeitaktivitäten im realen Leben finden nicht mehr statt.
7) *Negativen Gefühlen entrinnen:* Die Person vergisst oder reguliert negative Gefühle durch die Internetnutzung oder indem sie spielt.
8) *Täuschung von wichtigen Personen:* Das Kind sagt die Unwahrheit über seine Internetnutzung.

9) *Verlust oder Gefährdung von Beziehungen, Schulabschluss, Ausbildung etc.*: Diese werden gefährdet, da für das Kind das Internet oder das Spielen wichtiger ist als alles andere (vgl. Willemse 2016).

Die Liste dieser neun Kriterien können wir auf die Nutzung des Smartphones anwenden. Hier wird schon deutlich, dass es nicht nur darum geht, wie viel Zeit jemand an einem Gerät verbringt. Es sind andere Kriterien ausschlaggebend, ob eine problematische Nutzung vorliegt.

Um Jugendlichen die Möglichkeit zu geben, dies selbst einmal für sich zu überprüfen, empfehlen sich die Fragebögen auf der folgenden Seite: https://www.mediensuchthilfe.info/unsere-frageboegen/.

In den folgenden Abschnitten beziehe ich die diagnostischen Kriterien ausführlicher auf die Smartphonenutzung.

Das Smartphone ist die einzige Beschäftigung

Der Jugendliche denkt ausschließlich an die Nutzung seines Smartphones und die Aktivitäten, die damit verbunden sind. Seine Konzentration, z. B. auf die Schule oder Hobbys, ist deutlich reduziert und er wirkt oft abgelenkt, da er mit seinen Gedanken bei seinem Smartphone ist. Dabei ist es egal, ob es um das Spielen, Chatten oder Surfen auf dem Smartphone geht.

Die Schwierigkeit besteht hier darin, dass das Gerät theoretisch zu jeder Zeit zur Verfügung steht und genutzt werden kann, auch wenn es, wie in den Schulen, nicht erlaubt ist.

Entzugserscheinungen treten auf

Wie beim Entzug von illegalen Drogen oder Alkohol kann es zu Entzugserscheinungen kommen, wenn das Smartphone oder auch dessen Funktion nicht zur Verfügung stehen. Dabei treten keine körperlichen, sondern psychische Entzugserscheinungen auf, die sich in Unruhe, Anspannung und Gereiztheit äußern können. Jugendliche fühlen sich dann unwohl und wissen nichts mit sich anzufangen. Eltern erleben ihre Kinder häufig als lustlos oder traurig, wenn das Smartphone nicht zur Verfügung steht.

Es kommt zu einer Toleranzentwicklung

Toleranzentwicklung bedeutet, dass ein Jugendlicher mehr und mehr sein Smartphone nutzen muss, um den gleichen Effekt zu erzielen wie zu Beginn der Smartphonenutzung. Bei Drogenabhängigen ist dieser Effekt eher bekannt. Um die gleiche Wirkung durch eine Droge zu erzielen, muss mit der Zeit immer mehr und mehr davon konsumiert werden, da eine Gewöhnung eintritt. Dies kann auch bei der Nutzung von Smartphones eintreten. Jugendliche, aber auch Sie als Eltern können eine Toleranzentwicklung vielleicht an sich selbst beobachten und werden feststellen, dass die Zeit, die Sie an dem Gerät verbringen, immer mehr zunimmt.

Es kommt zu einem Kontrollverlust

Das Smartphone kontrolliert den Jugendlichen. Diese Aussage beschreibt passend den Kontrollverlust. Ich kann nicht mehr selbst bestimmen, wie viel Zeit ich an dem Gerät verbringe, wann ich beginne und wann ich aufhöre. Gerade beim Chatten stellt der Kontrollverlust ein Problem dar, da die Jugendlichen das Gefühl haben, auf jede Nachricht sofort reagieren zu müssen. Dies führt dazu, dass es zu Konflikten in der Familie kommt, da das Smartphone immer zugegen ist und der Fokus des Jugendlichen darauf liegt. In meiner Praxis höre ich oft von Eltern oder den Jugendlichen selbst, dass sie nachts nicht richtig schlafen können, sogar Schlafstörungen entwickeln, da sie möglichst schnell auf Nachrichten reagieren wollen/müssen. Auch am nächsten Morgen wollen die Jugendlichen als erstes auf dem Laufenden sein, was online so passiert ist.

Negative Folgen setzen sich fest

Jugendliche erleben negative Folgeerscheinungen aufgrund ihrer Fokussierung auf das Smartphone. Negative Konsequenzen können unter anderem sein:

- Konflikte mit Eltern
- Verlorene Freundschaften
- Schwierigkeiten in der Schule
- Körperliche Probleme wie Müdigkeit, Probleme mit dem Sehen, Sehnenscheidenentzündungen
- Psychische Probleme

Trotz dieser Nachwirkungen wird der Konsum fortgesetzt und die negativen Folgen werden in Kauf genommen, da die Nutzung des Smartphones über allem steht.

Ein Interessenverlust tritt ein

Das Interesse des Kindes gilt dem Smartphone und nichts anderem mehr. Jegliche Neigungen, die die Jugendlichen vorher gezeigt hatten, gehen verloren, anderen Hobbys gehen sie nicht mehr nach. Die Kinder interessieren sich nicht mehr für echte zwischenmenschliche Beziehungen innerhalb und außerhalb der Familie. Trotz Motivationsversuchen durch Eltern, Trainer, Lehrer oder Freunde gelingt es nicht, das Interesse wieder zu wecken.

Dieser Interessensverlust ist nicht gleichzusetzen mit dem Verhalten von Jugendlichen, die immer schon zurückgezogen gelebt haben. Besonders gravierend wird der Fall, wenn ein Jugendlicher schon zurückgezogen lebt und sich dann noch in die „Welt des Smartphones“ zurückzieht. Er isoliert sich so noch mehr und eine Reduzierung der Smartphonenutzung wird immer schwieriger.

Es wird negativen Gefühlen entronnen

Das Phänomen, negativen Gefühlen entkommen zu wollen, kennen wir auch von Jugendlichen, die illegale Suchtmittel konsumieren. Der Konsum bedeutet eine Flucht. Die illegalen Drogen setzen „Glücksgefühle“ frei.

Neurobiologische Studien zeigen, dass die Suchtmechanismen im Gehirn von Mediensucht und stoffgebundenen Süchten, wie beispielsweise bei Kokainkonsum, durchaus vergleichbar sind. Es werden vermehrt körpereigene “Glückshormone” (sog. Neurotransmitter) wie Dopamin ausgeschüttet, die dem Belohnungssystem zugeordnet sind und darüber ein Suchtverhalten begünstigen können.

Auf diese Weise entfliehen Jugendliche ihren negativen Gefühlen oder auch Ängsten und fühlen sich durch den Konsum wohler.

Vertrauenspersonen werden getäuscht

Egal wie gut die Beziehung zu Eltern, Freunden oder anderen Vertrauenspersonen ist, sagen die Jugendlichen oft nicht die Wahrheit über ihren Smartphonekonsum. Sie täuschen andere, damit kein Problem gesehen wird und sie ihren Konsum ohne Konsequenzen fortsetzen können. So vermeiden die Jugendlichen auch, dass Eltern ihnen ihr Smartphone wegnehmen oder die Smartphonenutzung z. B. mit Regeln einschränken.

Jeder Jugendliche würde von sich sagen, dass er seinen Konsum jederzeit reduzieren könnte. Dies entspricht aber nicht den Tatsachen – ohne Hilfe werden sie es nicht schaffen können. Auch hier werden Bezugspersonen getäuscht.

Verluste oder Gefährdung von wichtigen Beziehungen

Jugendliche, die tief in einer Sucht sind, riskieren den Verlust von wichtigen Beziehungen. Nicht absichtlich! Der Konsum des Smartphones hindert sie daran, die Beziehungen real zu leben.

Ebenso gefährden Jugendliche durch die Abhängigkeit vom Smartphone ihre schulische oder berufliche Karriere. Es kommt häufig zu hohen Fehlzeiten, die Konzentration ist mehr und mehr vermindert und das Interesse an Schule oder Ausbildung geht verloren. Es gibt Jugendliche, die dadurch ihr Abitur, ihre mittlere Reife, ihren Hauptschulabschluss oder einen Ausbildungsabschluss gefährden.

Wenn diese Situation eintritt, kann von einer deutlichen Abhängigkeit vom Smartphone ausgegangen werden.

4.2 Risikofaktoren – „Alarmglocken"

Risikofaktoren bedeuten hier, dass ein Jugendlicher ein erhöhtes Risiko hat, Medien wie Smartphones im Übermaß zu nutzen.

Eltern sollten insbesondere hoch aufmerksam sein, wenn mehrere Faktoren auf einen Jugendlichen zutreffen; dann ist es an der Zeit, die Nutzung des Smartphones noch genauer in den Blick zu nehmen. Treffen Risikofaktoren zu, heißt es aber nicht direkt, dass eine Abhängigkeit bzw. problematische Nutzung vorliegen muss. Es geht bei den Risikofaktoren eher darum, Jugendliche, auf die diese zutreffen, mehr zu unterstützen, damit diese Tendenz sich nicht fortsetzt.

Ein Risikofaktor sind psychische Erkrankungen bei Jugendlichen, die bereits diagnostiziert wurden. Hierzu gehören insbesondere Depressionen, auch mit Suizidgedanken, außerdem ADHS, substanzbezogene Suchterkrankungen und aggressives Verhalten und Autismus. Auf einige dieser Erkrankungen im Zusammenhang mit einer problematischen Smartphonenutzung wird in dem Kapitel „Begleiterkrankungen" näher eingegangen.

Weitere Risikofaktoren sind die folgenden:

- Beginnende Nutzung des Smartphones in sehr jungem Alter
- Geringes Einkommen der Eltern
- Migrationshintergrund
- Alleinerziehende Eltern
- Ängstliche Kinder
- Geringes Selbstbewusstsein
- Besonders impulsives Kind
- Schlechte Beziehung zu den Eltern
  (vgl. Bühring 2016)

Einige dieser Risikofaktoren können beeinflusst werden, andere wiederum nicht. Ziel der Eltern und Erziehenden sollte es sein, für diese möglichen

Alarmglocken sensibel zu sein und darauf hinzuwirken, sie zu reduzieren und den Jugendlichen Unterstützung zu geben.

4.3 Schutzfaktoren

Neben den Risikofaktoren gibt es natürlich auch die resilienzfördernden Faktoren.

Erklärung Resilienz
Resilienz bedeutet: äußeren Auswirkungen standzuhalten und sich hierdurch nicht aus der Fassung bringen zu lassen. Resilienz ist die psychische Widerstandskraft; Fähigkeit, schwierige Lebenssituationen ohne anhaltende Beeinträchtigung zu überstehen.

Je mehr Schutzfaktoren, auch Ressourcen genannt, auf einen Jugendlichen zutreffen, desto geringer ist das Risiko, in eine Abhängigkeit zu geraten – auch wenn nicht ausgeschlossen werden kann, dass das Kind sich dorthin entwickelt. Eltern und andere Personen, die mit den Jugendlichen arbeiten, können diese Schutzfaktoren aufbauen bzw. stärken.

Folgende Faktoren gelten als schützend und stärken die Resilienz gegen eine Smartphoneabhängigkeit:

- Solides Selbstbewusstsein
- Emotionale Stabilität
- Angemessener Umgang mit Stress
- Familiäre Unterstützung
- Soziales Umfeld (z. B. Freunde)
- Teilnahme in Vereinen oder Jugendgruppen
- Gute schulische oder berufliche Bildung
  Diese Faktoren *können* einen unangemessenen Smartphonegebrauch verhindern (vgl. Pruin 2012).

4.4 Abhängigkeit – gibt es sie bei Smartphones?

Wenn wir die Kriterien für eine Abhängigkeit betrachten und zugleich berücksichtigen, welche vielfältigen Funktionen ein Smartphone uns bietet, müssen wir davon ausgehen, dass eine Abhängigkeit von einem Smartphone möglich ist. Ebenso kann natürlich auch ein problematischer Gebrauch bestehen.

Können Kinder bzw. Jugendliche von etwas krankhaft abhängig sein, was in ihrem Leben nicht ersetzbar erscheint oder ist? Und sind Eltern abhängig, wenn sie das Smartphone dienstlich ständig brauchen? Auf Alkohol, Drogen, aber auch auf Computerspiele kann man lernen zu verzichten. Können Menschen aber lebenslang auf ihr Smartphone verzichten? Die Antwort auf die Fragen wäre sicherlich: nein.

Eine eigene medizinische Diagnose für eine Smartphoneabhängigkeit gibt es nicht. Hier greift die Diagnose „Internet Gaming Disorder“ (Internetspielabhängigkeit), unter die auch alle anderen Aktivitäten rund um den Mediengebrauch fallen. Aktuell gibt es diese Diagnose in Deutschland offiziell noch nicht im Klassifikationsschema für Krankheiten, dem sogenannten ICD-10, an dem sich Kinder- und Jugendlichenpsychotherapeuten und -psychiater orientieren. Hilfsweise wird daher momentan noch die Diagnose „Sonstige abnorme Gewohnheiten und Störung der Impulskontrolle“ (F63.8 im ICD-10) genutzt.

Es gibt Jugendliche, die die oben genannten Kriterien einer Abhängigkeit in ausreichendem Maße erfüllen. Von einer Abhängigkeit vom Smartphone kann hier insofern durchaus gesprochen werden. Wie wir damit umgehen können, wird im weiteren Verlauf des Buches verdeutlicht.

Zusammenfassung

Hier noch einmal zusammengefasst die wichtigsten Kriterien für eine mögliche Abhängigkeit vom Smartphone:

- Fast ausschließliche Beschäftigung mit Internetaktivitäten
- Entzugserscheinungen treten auf
- Toleranzentwicklung
- Kontrollverlust
- Fortsetzung des Konsums trotz negativer Folgen
- Interessenverlust an anderen Aktivitäten
- Negativen Gefühlen werden verdrängt
- Kind lügt über das Ausmaß, in dem es das Internet nutzt
- Verlust oder Gefährdung von Beziehungen, Schulabschluss, Ausbildung

Wichtig ist auch, die Risiko- und die Schutzfaktoren zu betrachten und zu versuchen, die Risikofaktoren, die verändert werden können, positiv zu beeinflussen und die Schutzfaktoren zu stärken.

Literatur

Bühring, P (2016). Internetabhängigkeit- Dem realen Leben entschwunden (Bei: Deutsches Ärzteblatt 49/2016. S. B1857–B1861)

Pruin, N. (2012). Spaßfaktor Realität – zurück aus der virtuellen Welt. Göttingen: Cuvillier Verlag

Willemse, I. (2016). Onlinesucht. Ein Ratgeber für Eltern, Betroffene und ihr Umfeld. Bern: Hogrefe

Weiterführende Literatur:

https://www.mediensuchthilfe.info/

5

Fallbeispiele

Anhand von zwei Fallbeispielen möchte ich Ihnen die Auswirkungen eines problematischen Smartphonekonsums aufzeigen. Vielleicht finden Sie sich und Ihr Kind darin wieder.

Die Beispiele verdeutlichen, wie die Auswirkungen einer übermäßigen Smartphonenutzung aussehen können, was solch eine übermäßige Nutzung für die Jugendlichen, aber auch für die Eltern bedeutet und in welcher Verbindung dazu psychische Erkrankungen stehen können. Sollten Sie sich und Ihr Kind hier wiedererkennen, sollten Sie darüber nachdenken, ob Sie sich an eine Beratungsstelle oder auch/und einen Therapeuten wenden.

Zum Thema Cybermobbing (siehe Kap. 10) lesen Sie in dem gesonderten Kapitel "Beispiele".

5.1 Lukas, 15 Jahre

Lukas ist 15 Jahre alt und lebt bei seinen Eltern. Er besucht die 9. Klasse einer Realschule. Schon als Kind war Lukas ein eher zurückhaltendes und ängstlich wirkendes Kind. Seit einiger Zeit geht er immer seltener in die Schule. Er gibt an, unter Bauch- und Kopfschmerzen zu leiden. Auch den Sportverein will er nicht mehr besuchen. Lukas schläft deutlich schlechter und zieht sich immer mehr, auch aus dem Familienleben, zurück.

Auffällig dabei ist, dass er die meiste Zeit (am liebsten ununterbrochen) mit der Nutzung des Mobiltelefons verbringt. Lukas chattet mit anderen und

F. Bredt, *Kinder und Smartphones*, https://doi.org/10.1007/978-3-662-71089-0_5

zockt Spiele auf dem Smartphone. Auf diese Weise ist er mit anderen Jugendlichen in sozialen Kontakten.

Die Eltern sind besorgt und versuchen die Handynutzung einzuschränken und ihn zum Besuch der Schule und eines Vereins zu motivieren. Bei Einschränkungen der Smartphonenutzung zieht sich Lukas immer mehr zurück und scheint dann keinerlei Kontakte zu seiner Peer-Group zu haben. Peer-Group ist eine Gruppe Gleichaltriger. Die Eltern sind verzweifelt, da sie sich wünschen, dass ihr Kind soziale Kontakte hat, aber gleichzeitig nicht nur Zeit mit dem Smartphone verbringt.

Aufgrund der Schulvermeidung wird ein Psychotherapeut aufgesucht, der eine Diagnose findet. Bei Lukas scheinen eine Angststörung und eine problematische Smartphonenutzung vorzuliegen. In der Therapie soll Lukas lernen, angstfreier in reale soziale Kontakte gehen zu können und so die Handynutzung zu reduzieren.

5.2 Lisa, 16 Jahre

Lisa ist 16 Jahre alt und lebt mit ihrer jüngeren Schwester bei ihren beiden Eltern. Sie besitzt bereits seit vier Jahren ein Mobiltelefon. Anfangs hielt sie sich gut an die vereinbarten Regeln, wie z. B. das Smartphone abends wegzulegen und bei den Mahlzeiten nicht immer wieder zum Handy zu greifen.

Seit ca. einem halben Jahr gestaltet sich dies aber immer schwieriger. Lisa geht in die 10. Klasse eines Gymnasiums und spielt auch noch regelmäßig Tennis. Zu Hause zieht sie sich aus dem Familienleben aber immer mehr zurück und beschäftigt sich hauptsächlich mit dem Handy. Die Eltern fragen sie dann, was sie da mache. Darauf antwortet Lisa nur, dass alle Jugendlichen so viel am Smartphone seien und es ihre Sache sei, was sie da mache.

Bei den gemeinsamen Mahlzeiten sieht Lisa ständig auf ihr Smartphone. Bei gemeinsamen Filmabenden oder Spielabenden ist dies nicht anders und häufig kommt es zu Hause zu Konflikten und lauten verbalen Auseinandersetzungen mit den Eltern. Lisa zieht sich dann zurück und versinkt in den Aktivitäten an ihrem Smartphone. Die Eltern sind verzweifelt und wissen nicht mehr, was sie tun sollen. An die aufgestellten Regeln hält sich Lisa nicht und nennt ihre Eltern „spießig", wenn sie auf die vereinbarten Regeln hinweisen.

Da die Verzweiflung groß ist, suchen die Eltern, zunächst alleine, eine Beratungsstelle auf. Beratungsstellen finden Sie in jeder Stadt oder jedem Kreis. Eine erste Beratung dort ist oft zeitnah möglich und kostenfrei. Es handelt sich oft um Suchtberatungsstellen, die sich zusätzlich auf die Beratung von medienabhängigen Kindern und Jugendlichen spezialisiert haben.

Zusammenfassung

Anhand der beiden Fallbeispiele sehen Sie, wie übermäßige Smartphonenutzung im Alltag aussehen kann, welche Auswirkungen es hat und auch warum die Nutzung den Jugendlichen wichtig ist und was sie Positives daraus ziehen.

Die Fallbeispiele dienen Ihnen dazu, die Nutzung der Smartphones zu Hause zu reflektieren und zu sehen, ob Sie sich bei Ihrem Kind Sorgen machen müssten.

6

Wie entsteht eine „Sucht" bei zu viel Smartphonenutzung?

Wie wir im vorangegangenen Kapitel bereits feststellen konnten, kann es auch beim Umgang mit Handys zu einer problematischen Nutzung bzw. zu einer Sucht kommen. Es ist wichtig zu begreifen, warum und wie eine Abhängigkeit von einem Smartphone entstehen kann. Dadurch kann man die betroffene Person besser verstehen und passende Unterstützungsmöglichkeiten entwickeln.

Die Verfügbarkeit der Mobiltelefone ist zweifelsohne sehr hoch und es ist einfach, solche Geräte als Ausgleich für Stress oder eine gedrückte Stimmung zu nutzen.

Welche Gründe sind ausschlaggebend dafür, dass eine Abhängigkeit vom Smartphone entstehen kann?

1) Das Smartphone ist universal einsetzbar, während ein Computerspiel nur zum „Zocken" ist. Das Handy dagegen kann zum Chatten, Spielen, Shoppen, Telefonieren, Posten und für viele andere Funktionen genutzt werden.
2) Das Smartphone steht ständig zur Verfügung. Egal, ob ich zu Hause bin, in der Schule oder woanders, das Smartphone ist immer bei mir. Hier liegt ein weiterer Unterschied zum Computerspielabhängigen. Dieser kann in der Regel nur zu Hause oder vielleicht noch bei Freunden „zocken".
3) Jeder hat ein Smartphone und es gehört zum Leben dazu. Eine problematische Nutzung des Handys wird viel seltener gesehen, als wenn jemand zu viel „zockt". Hier ist festzustellen, dass die Nutzung des Smartphones in

F. Bredt, *Kinder und Smartphones*, https://doi.org/10.1007/978-3-662-71089-0_6

fast jeder Situation gesellschaftlich anerkannt und zur Kommunikation oft auch notwendig ist.

4) Auf ein Smartphone zu verzichten ist heutzutage unmöglich. Viel Kommunikation findet über Chats und nicht mehr über das Telefonieren statt. Jugendliche sind auf ihr Mobiltelefon angewiesen, z. B. für Klassenchats oder für Vereine. Sollten sie die Möglichkeit nicht haben, besteht mittlerweile das Risiko einer Ausgrenzung.

Wie entsteht eine solche Sucht?

Drei Modelle möchte ich dazu kurz erläutern:

Beim Verhaltenssuchtmodell wird der übermäßige Medienkonsum als nichtstoffgebundene Abhängigkeit gesehen.

Das Verhalten löst wie eine Droge einen emotionalen Konditionierungsprozess aus.

Dazu ein Beispiel: Der Anblick eines Smartphones löst eine Reaktion aus, hier das Chatten oder Spielen.

Bei einer Sucht würde die alleinige Anwesenheit eines Smartphones ausreichen, um dafür zu sorgen, dass die abhängige Person mit der Nutzung des Gerätes beginnen muss.

Das Belohnungssystem in unserem Gehirn wird hier aktiviert. Es kommt dadurch zur Dosissteigerung, um Glücksgefühle vermehrt zu erleben. Die Person erleidet einen Kontrollverlust und es kommt zu Entzugserscheinungen, wenn das Medium nicht genutzt werden kann.

Beim Diathese-Stress-Modell wird davon ausgegangen, dass pathologischer Medienkonsum eine sekundäre Begleitsymptomatik bei anderen psychischen Störungen ist, wie z. B. Depression, Angst, ADHS. Durch den PC-Konsum kommt es zu einer Stimmungsverbesserung und ein Mangel an realen sozialen Kontakten führt dazu, dass die Onlineaktivität ein Ersatz für fehlende reale soziale Kontakte wird. Dadurch baut der Heranwachsende Stress ab, sein Selbstwertgefühl wird gesteigert und Ängste werden genommen (vgl. Schuhler und Vogelsang 2012).

Das TRIAS-Modell geht von verschiedenen Faktoren aus, die Einfluss auf eine mögliche Suchtentwicklung haben.

Hier geht es um die Faktoren Umwelt, Medien und um die eigene Person.

Zu den Umweltfaktoren gehören soziale Beziehungen, die familiäre Situation, Belastungen in der Schule oder Freizeit und bestehende Konflikte. Sieht sich die Person Belastungen ausgesetzt, kann dies zu einem erhöhten Risiko einer gesteigerten, gefährlichen Smartphonenutzung führen.

In Bezug auf die Medien ist die Verfügbarkeit ein ausschlaggebender Punkt, aber auch die mittlerweile oft geringe finanzielle Belastung durch das Smartphone. Auch dass es quasi unendlich genutzt werden kann ist ein wichtiger Aspekt.

Zu den personenbezogenen Faktoren gehören die genetische Veranlagung zur Entwicklung einer Sucht, psychische Probleme und die persönlichen Möglichkeiten, mit Stress umzugehen und diesen zu verarbeiten.

Fallbeispiel

Nico, 14 Jahre, ist ein durchschnittlich guter Schüler. Er lebt bei seinen Eltern und zwei Geschwistern. Nico war schon immer eher schüchtern und zurückhaltend. Er beteiligte sich im Unterricht immer wenig. Während Corona konnte er bessere Leistungen erbringen, da der Unterricht online stattfand und er dieser Form des Unterrichts leichter folgen konnte.

Er verbrachte schon davor viel Zeit mit dem Handy. Da er sich nun aber noch mehr zurückzog, nutzte er sein Mobiltelefon noch öfter und hatte sehr hohe Bildschirmzeiten. Er konnte dort gut in soziale Interaktionen treten und diese angstfrei leben. Als die Eltern ihn beschränken wollten, zeigten sich bei Nico depressive Symptome, da ihm seine „Stütze" im Leben genommen wurde. Er brauchte das Smartphone, um angstfreier zu sein, aber auch um seine Stimmung zu verbessern.

Zusammenfassung

In diesem Kapitel wurde verdeutlicht, dass Smartphones allgegenwärtig sind und eine wichtige Funktion in unserem Leben einnehmen. Ein Leben ohne diese Geräte ist kaum vorstellbar, insbesondere bei Jugendlichen.

Nicht jeder entwickelt eine Sucht. Verschiedene Erklärungsmodelle wurden dargestellt. Das Smartphone kann als Kompensation für eine psychische Problematik genutzt werden und sollte dann nicht „entzogen" werden, da es die psychische Problematik zunächst verschlechtern würde. Daher ist hier Psychotherapie wichtig. Aufpassen sollten Jugendliche, in deren Familien Suchterkrankungen eine Rolle spielen, da auch bei ihnen eine Gefahr für eine Abhängigkeit besteht.

Literatur

Schuhler, P. & Vogelsang, M. (2012). Pathologischer PC- Und Internetgebrauch – Eine Therapieanleitung. Göttingen: Hogrefe

Weiterführende Literatur

Peukert, P. et al. (2016). Computerspiel- und Internetabhängigkeit. In Batra, A. & Bilke- Hentsch, O. (Hrsg). Praxisbuch Sucht (S. 241–247). Stuttgart: Thieme

7

Übermäßige Smartphonenutzung und die Auswirkungen

Bisher gibt es recht wenig Forschungen und Literatur zu den Auswirkungen eines übermäßigen Smartphonekonsums auf den Menschen. Hier hilft aber ein Blick auf die Erfahrungen mit einem übermäßigen Computer- und Internetkonsum.

Einige Berichte zu Auswirkungen auf das Gehirn und den Körper findet man in der Presse bzw. im Internet. In Bezug auf die anderen, folgenden Punkte sind Schlüsse aus den Risikofaktoren und den Kriterien für eine Abhängigkeit zu ziehen. Ebenso fließt auch hier meine Praxiserfahrung ein.

Wie wir in Abb. 7.1 sehen, ist das Smartphone das Gerät, auf dem mittlerweile am meisten gespielt wird, und nicht die Konsole oder der PC.

F. Bredt, *Kinder und Smartphones*, https://doi.org/10.1007/978-3-662-71089-0_7

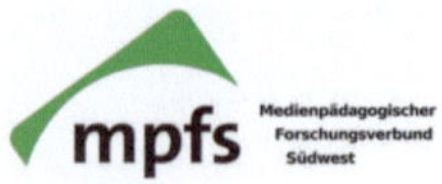

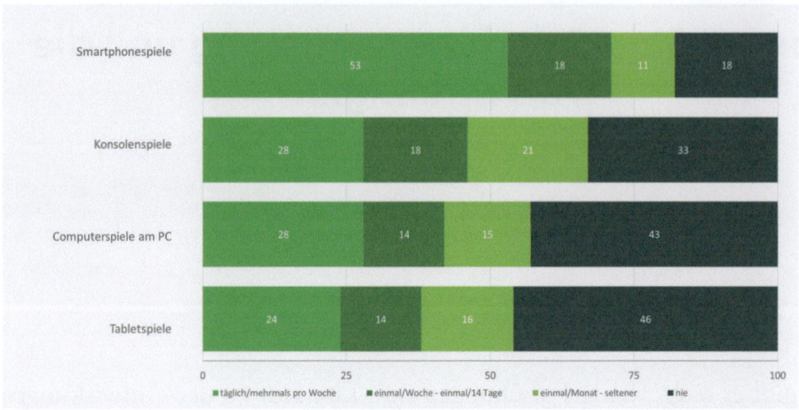

Abb. 7.1 Nutzungsfrequenz digitaler Spielformen in 2023. (Quelle: Medienpädagogische Forschungsverbund Südwest (www.mpfs.de), mit freundlicher Genehmigung)

7.1 Auswirkungen auf das Gehirn

Es gibt mittlerweile Forschungen zum Thema Medienkonsum und Gehirn. Es ist bereits Folgendes bekannt:

- Je länger Medienabhängige konsumieren, desto mehr müssen sie mit der Zeit konsumieren, um den gleichen Effekt wie zu Beginn zu erreichen, vergleichbar mit stoffgebundenen Abhängigen.
- Der Anblick von Computerspielen löst den gleichen Effekt aus wie der Anblick von Schnaps, Cannabis etc. bei einem Alkoholiker oder Drogenabhängigen.
- EEG- und EMG-Muster (Messung der Hirnaktivitäten) von exzessiven Computerspielern und von Alkohol- oder Cannabissüchtigen sind vergleichbar.
- Die Ausschüttung des Botenstoffs Dopamin führt, wie beim Konsum von Drogen, zum ersehnten Glücksgefühl beim Konsum von Medien.
- Als Folge starker Belohnungsreize durch das Handy entsteht dann auch beim Konsum von Medien ein sogenanntes Suchtgedächtnis.

Auf Kinder mit einem sehr ausgeprägten Handykonsum hat dies gravierende Auswirkungen. Gerade bei Jugendlichen ist der übermäßige Handykonsum problematisch, da die Adoleszenz eine sensible Zeit für das Gehirn ist. In dieser Zeit entstehen die wichtigsten Strukturen und Verknüpfungen im Gehirn und es ist davon auszugehen, dass die Entwicklung des Gehirns durch einen übermäßigen Konsum des Smartphones beeinträchtigt wird.

In der Praxis sehe ich vermehrt Kinder mit Konzentrationsproblemen, welche auf einen übermäßigen Konsum des Mobiltelefons zurückgeführt werden können. Jugendliche berichten auch selbst darüber, dass insbesondere der Konsum von TikTok und Instagram bei ihnen zu Problemen mit ihrer Aufmerksamkeit und Konzentration führt. Die Aufmerksamkeitsspanne sei deutlich verkürzt.

7.2 Auswirkungen auf den Körper

Im Göttinger Tageblatt wurde am 22.06.2019 über die körperlichen Auswirkungen des Smartphones auf den Menschen berichtet.

In diesem Artikel wird über ein neues Phänomen, die *Whatsappitis,* berichtet, was eine Sehnenscheidenentzündung der Daumen und der Handgelenke durch das intensive Schreiben bei Messengerdiensten ist.

Eine weitere weit verbreitete Problematik ist der *Smartphonenacken.* Das ständige Hinabsehen auf das Smartphone hat Auswirkungen auf die Bänder im Halsbereich, da sie ein viel höheres Gewicht halten müssen, als wenn „normal" geradeaus gesehen wird. Schmerzen im Nackenbereich entstehen.

Der *Handydaumen* ist ein bekanntes Phänomen. Es kann beobachtet werden, dass der Daumen (bei exzessiver Nutzung des Smartphones), der zum Tippen genutzt wird, verdickt ist. Die Sehnen verdicken und Entzündungen und Schmerzen entstehen.

7.3 Auswirkungen auf das soziale Miteinander

Welche Auswirkungen eine übermäßige Nutzung des Smartphones auf das soziale Miteinander haben kann, können Sie sich wahrscheinlich gut vorstellen.

Ich möchte hier über die Erfahrungen berichten, die ich in meiner praktischen Tätigkeit machen konnte. Viele Jugendliche berichteten, dass sie hauptsächlich über Messangerdienste kommunizieren und die realen sozialen Kontakte deutlich abnehmen. Vorteile für sie seien folgende:

- „Ich werde nicht gesehen, z. B. wenn ich rot werde."
- „Ich kann mich jederzeit aus dem sozialen Kontakt zurückziehen, ohne dass es peinlich ist."
- „Ich kann mit Leuten kommunizieren, ohne dass andere davon etwas mitbekommen."
- „Ich fühle mich sicherer, über einen Messanger zu kommunizieren als persönlich."

Nachteile werden auch benannt, werden von den Jugendlichen aber deutlich weniger wahrgenommen. Folgende Nachteile wurden hier unter anderem gesehen:

- „Es kommt schneller zu Missverständnissen und Konflikten."
- „Wenn ich mal nicht schnell antworte, habe ich Angst davor, was die andere Person über mich denkt."
- „Ich muss auf alle Nachrichten schnell reagieren. Das ist manchmal stressig."

Im Alltag kann auch beobachtet werden, dass Jugendlichen die reale soziale Kommunikation immer schwerer zu fallen scheint. Dazu möchte ich zwei Beispiele nennen:

Beispiel 1
Jugendliche auf den Stationen in der Kinder- und Jugendpsychiatrie haben immer zuerst die Handynummer getauscht, bevor sie gefragt haben, wo jemand wohnt. Dies zeigt, dass das Interesse an einer „Freundschaft" oder einem Kontakt über einen Messengerdienst da ist, aber an realen Kontakten scheint das Interesse nachzulassen oder es wird gar nicht mehr daran gedacht, dass sie sich auch real treffen könnten.

Beispiel 2
Wenn ich Jugendliche in Cafés oder Bars beobachte, sieht man häufig Gruppen von Jugendlichen zusammensitzen, wobei aber jeder auf sein Smartphone sieht. Eine reale soziale Kommunikation findet häufig kaum noch statt, obwohl alle beisammen sitzen.

Die beiden Beispiele zeigen uns, dass das Smartphone erhebliche Auswirkungen auf das soziale Miteinander hat und Jugendliche wieder lernen müssen, im realen Leben soziale Kontakte zu gestalten und diese auch zu genießen.

7.4 Auswirkungen auf Schule und Ausbildung

Es ist unbestritten und durch Studien mittlerweile belegt, dass die übermäßige Nutzung von digitalen Medien, auch Smartphones, eine negative Auswirkung auf die Bildung hat.

Ebenso ist bekannt: Je mehr Freizeit ein Schüler mit digitalen Medien verbringt, desto schlechter ist er in der Schule.

Wenn Teenager das Smartphone übermäßig nutzen, und wir reden hier von sicherlich 30–40 h in der Woche bei abhängigen Jugendlichen, sind es Stunden, die für nichts anderes genutzt werden können, also nicht für die Schule, für das Lernen etc. Es steht außer Frage, dass hier ein negativer Einfluss auf die Schulbildung besteht.

Bereits 2016 wurde festgestellt, dass, wenn Jugendliche unterrichtsferne Dinge am Smartphone im Unterricht machen, der Lernfortschritt darunter leidet. Im Gegensatz dazu waren Jugendliche ohne Smartphones aufmerksamer.

Schlussfolgernd muss festgestellt werden, dass eine übermäßige Nutzung des Smartphones eine gravierende Auswirkung auf die Schule und Ausbildung haben kann, und Jugendlichen dies bewusst werden muss, um ihr Nutzungsverhalten zu verändern.

7.5 Auswirkungen auf die Psyche

Allgemein kann beobachtet werden, dass die Heranwachsenden unter einem massiven Druck stehen, ein Smartphone besitzen zu müssen und schnell auf Nachrichten zu reagieren. Dieser Druck erzeugt eine dauerhafte innerliche Anspannung. Ein „Nicht-Reagieren“ auf Nachrichten kann gerade bei unsicheren Jugendlichen Panik auslösen. Sie würden dann denken: „Was denkt der andere jetzt?“, „Muss ich mich entschuldigen, dass ich nicht reagiert habe?“, „Fliege ich jetzt aus der Gruppe?“, „Werde ich in der Schule jetzt ignoriert, weil ich nicht reagiert habe?“. Solche Gedankenkreise können zu Schlafstörungen führen. Ebenso berichten Jugendliche von Schlafstörungen, da sie auch nachts auf eventuelle Nachrichten reagieren wollen und ihr Smartphone daher direkt neben sich liegen haben.

Eltern berichteten in der Praxis von Konflikten mit ihren Kindern, wenn das WLAN mal ausgefallen ist oder das Smartphone kaputt ging. Die Kinder würden dann einen enormen Druck erzeugen, möglichst schnell ein neues Smartphone zu erhalten. Eltern erzählten mir, sie hätten den Eindruck, ihr

Kind leide sehr ohne das Handy und wisse nichts mit sich anzufangen. Andere Freizeitbeschäftigungen gebe es kaum noch oder sie wären „unattraktiv".

Es zeigt sich, dass Smartphones einen nicht unerheblichen Einfluss auf die Psyche haben und dies je nach Belastbarkeit des Einzelnen zu psychischen Problemen führen kann. Einige Jugendliche haben ausreichend Ressourcen, um mit dem Einfluss der Handynutzung gut umgehen zu können. Andere Heranwachsende haben aber nur wenige Ressourcen und sind dann deutlich anfälliger für psychische Erkrankungen, welche auch im Zusammenhang mit der Smartphonenutzung stehen.

7.6 Gibt es auch positive Effekte?

Bisher haben wir in dem Kapitel erarbeitet, welche negativen Effekte eine übermäßige Smartphonenutzung haben kann. Gibt es aber auch positive Effekte?

Ja! Es wird immer wieder, auch in der Fachpresse, von positiven Effekten gesprochen, gerade wenn Jugendliche auf dem Smartphone „zocken". Einige davon möchte ich hier benennen:

1) *Bessere visuelle Informationsverarbeitung.* Optische Signale werden schneller aufgenommen und verarbeitet als bei anderen Menschen.
2) *Entscheidungen schneller und besser fällen können.* In Spielen müssen schnelle Entscheidungen getroffen werden, die sofortige Auswirkungen haben. Eine Übertragung in den Alltag ist möglich.
3) *Gute Problemlösestrategien.* Jugendliche, die sich viel mit Smartphonespielen beschäftigen, lernen, aufkommende Probleme in diesem Spiel schnell und adäquat zu lösen.
4) *Schnellere Reaktionsfähigkeit.* Auf dem Handy, in Apps und in Spielen muss ich schnell reagieren, sonst kann ich nicht mithalten oder auch nicht gewinnen.
5) *Fokussieren auf eine Aktivität.* Wenn wir uns Jugendliche am Handy anschauen, sind sie sehr fokussiert auf eine Sache und lassen sich kaum ablenken. Auch bei Kindern mit ADHS sehen wir, dass sie im Umgang mit dem Smartphone konzentriert sein können.
6) *Hand-Augen-Koordination wird gefördert.* Kinder am Handy müssen eine gute Hand-Augen-Koordination haben, um ihr Gerät entsprechend nutzen zu können. So wird diese Fähigkeit durch die Nutzung des Smartphones unterstützt.

7) *Kommunikation mit Kindern ist besser*, wenn Eltern sich dafür interessieren, was ihr Kind am Handy so macht. Noch besser ist die Kommunikation, wenn vielleicht sogar gleiche Interessen bei der Smartphonenutzung bestehen. So haben Eltern und Kinder ein gemeinsames Gesprächsthema und das Kind kann offener damit umgehen, was es am Handy macht.
8) *Stressfrei durch das Mobiltelefon.* Dieser Punkt ist sicherlich strittig. Wenn ich die Jugendlichen frage, würden sie sagen, sie können durch die Handynutzung entspannen. Es ist aber auch bekannt, dass dadurch Stress ausgelöst werden kann.
9) *Sozial durch das Smartphone.* Ja, gerade ängstliche Jugendliche kommen durch das Mobiltelefon in die Lage, sozial aktiv zu werden und soziale Interaktion im Netz zu lernen. Soziale Interaktion über das Handy ist besser als keine soziale Interaktion und in der Therapie können wir teilweise im Netz Erlerntes in die Realität transferieren.

Zusammenfassung

Wir können festhalten, dass Handys einen großen Einfluss auf uns haben, sowohl auf den Körper, als auch auf unsere Psyche, so wie auch auf das Gehirn, unser soziales Miteinander und unsere schulische/berufliche Entwicklung. Daher ist eine angemessene und nicht übermäßige Smartphonenutzung so wichtig, damit Jugendliche nicht die oben genannten Auswirkungen erleben und sich gesund entwickeln können.

Und wir haben gesehen, dass es auch positive Effekte geben kann, die wir nicht vernachlässigen sollten. Aber, und dies ist mir sehr wichtig zu betonen, die positiven Effekte kommen nur zum Tragen, wenn die negativen Effekte nicht überwiegen und eine angemessene Nutzung des Handys erfolgt.

Weiterführende Literatur

Eichenberg Ch. & Auersperg F. (2018). Chancen und Risiken digitaler Medien für Kinder und Jugendliche – Ein Ratgeber für Eltern und Pädagogen. Göttingen: Hogrefe

8
Begleiterkrankungen

Diverse psychische Erkrankungen können im Zusammenhang mit einer problematischen Smartphonenutzung stehen. Ob zuerst die psychische Erkrankung da war oder zuerst die problematische Smartphonenutzung ist nicht immer genau festzustellen und kann je nach Offenheit des Jugendlichen in den Gesprächen eruiert werden. Eine ausreichende Offenheit ist wichtig, da ich als Psychotherapeut auf Grundlage dieser Information auch den individuellen Behandlungsplan abstimmen kann. Sollte die Abhängigkeit vom Handy zuerst bestanden haben, die dann z. B. eine Depression zur Folge hatte, würden wir zunächst die Abhängigkeit vom Smartphone als Auslöser für die Depression behandeln. Sollte aber die Depression zunächst bestanden haben, sollten wir diese auch als erstes behandeln. Dann wird davon ausgegangen, dass die Smartphonenutzung als „Heilmittel“ verwendet wird. Das Handy kann ich erst „entziehen“, wenn der Jugendliche emotional stabil ist.

Die im Folgenden genannten psychischen Erkrankungen werden im Zusammenhang mit einer Medienabhängigkeit immer wieder gesehen und zeigten sich auch bei Jugendlichen, die bei mir in psychotherapeutischer Behandlung waren.

Hier erläutere ich die psychischen Erkrankungen nur kurz und zeige dann die Verbindung zu einer problematischen Smartphonenutzung auf.

F. Bredt, *Kinder und Smartphones*, https://doi.org/10.1007/978-3-662-71089-0_8

8.1 Depression

Im Kinder- und Jugendreport der DAK von 2019 wird berichtet, dass 3,9 % der 15–17-Jährigen in Deutschland an einer Depression leiden und deswegen in Behandlung waren.

Es gibt einen Anstieg um 3 % im Gegensatz zu den Vorjahren. Depression ist auch die häufigste psychische Erkrankung, die ich in meiner Arbeit sehe.

Depressionen im Zusammenhang mit Smartphones sind mittlerweile auch bekannt. Eine britische Studie zeigt auf, dass Mädchen, die im Alter von 13 Jahren mehr als drei Stunden täglich bei Facebook sind, mit 18 Jahren ein deutlich höheres Risiko haben, an einer Depression zu erkranken (vgl. Spitzer 2018). Hier wird deutlich, dass die Smartphonenutzung depressive Entwicklungen unterstützen kann.

Was ist eine Depression? Im allgemeinen Sprachgebrauch wird mit dem Begriff Depression oft ein alltägliches Gefühl der Traurigkeit bezeichnet.

Wenn wir die Depression aber fachlich betrachten, gehören viel mehr Symptome zu dieser Erkrankung. Diese werden im ICD-10 (Klassifikationsschema für Erkrankungen) aufgelistet. Eine Übersicht über mögliche Symptome ist im weiteren Verlauf des Kapitels beigefügt.

Sollten Sie den Verdacht haben, dass ihr Kind depressiv erkrankt ist, sollten sie Kontakt zu einem Kinder- und Jugendlichenpsychotherapeuten oder Psychiater aufnehmen und eine diagnostische Überprüfung sollte erfolgen. Eine diagnostische Überprüfung bedeutet, dass ich als Psychotherapeut die Familienanamnese, die Entwicklung des Kindes betrachte, testdiagnostische Verfahren anwende und mir in Einzelgesprächen die aktuelle Situation und den Leidensdruck schildern lasse. Danach kann ich dann eine Diagnose vergeben. Bei Depressionen sollten die Symptome bereits seit mindestens zwei Wochen bestehen.

Fallbeispiel

Emilia, 13 Jahre alt, lebt bei ihrer Mutter. Ihre Eltern sind getrennt. Sie ist ein Einzelkind und besucht die 7. Klasse einer Realschule. Bisher waren die Schulnoten gut, wurden aber im letzten halben Jahr schlechter. Den Eltern fällt beiden auf, dass sich Emilia immer mehr zurückzieht und lustlos wirkt. Sie erscheint auch leichter reizbar und berichtet selbst von Schlafstörungen in Form von Einschlafproblemen. Die Eltern stellen Emilia bei einem Psychotherapeuten vor. In diesem Zusammenhang wird auch erfragt, wie sie ihre Freizeit aktuell verbringe. Dabei wird eine hohe Nutzungszeit beim Handy deutlich. Emilia berichtet dazu, es gehe ihr dann besser, sie sei abgelenkt und müsse nicht so viel über Probleme nachdenken. Eine Reduktion des Konsums könne sie sich derzeit nicht vorstellen, da sie nicht wisse, was sie dann machen solle.

Im Rahmen der Psychotherapie wurde eine Depression diagnostiziert. Der übermäßige Handykonsum wurde als Problemlösung für ihre depressive Verstimmung gesehen.

Halten wir im Zusammenhang von Smartphone und Depression folgendes fest: Im deutlichen Gegensatz zur landläufigen Meinung, Smartphones würden uns Glück bringen, zeigen die Fakten oft das genaue Gegenteil: Smartphones machen uns unzufrieden, unglücklich und auf Dauer depressiv.

Sicherlich gibt es auch positive Effekte des Handys, die es dem Kind erleichtern, mit seiner Depression zurechtzukommen, wie z. B. dadurch, soziale Kontakte aufrechtzuerhalten oder in dieser Zeit positive Ablenkung zu finden.

Sicherlich gibt es auch positive Effekte des Handys, die es dem Kind erleichtern, mit seiner Depression zurechtzukommen, wie z. B. dadurch, soziale Kontakte aufrechtzuerhalten oder in dieser Zeit positive Ablenkung zu finden.

Folgende Symptome können bei einer Depression auftreten

- Müdigkeit und Erschöpfung
- Lustlosigkeit
- Antriebslosigkeit
- Reizbarkeit
- Einschränkung von sozialen Kontakten und damit einhergehend Einsamkeit
- Gewichtszunahme oder Gewichtsabnahme
- Appetitmangel
- Schlafstörungen
- Körperliche Beschwerden wie z. B. Kopfschmerzen oder Magen-Darm-Probleme
- Selbstverletzendes Verhalten
- Suizidgedanken

8.2 ADHS

Das Aufmerksamkeitsdefizit-Hyperaktivitäts-Syndrom (ADHS) ist heutzutage in aller Munde. Um den Zusammenhang zwischen problematischer Smartphonenutzung und ADHS zu verstehen, erläuterte ich hier kurz, was ADHS eigentlich ausmacht.

Wenn sich jemand näher mit dem Thema ADHS auseinandersetzen möchte, empfehle ich dazu folgende Ratgeber/Bücher:

1) Döpfner et al. (2019). *Ratgeber ADHS Informationen für Betroffene, Eltern, Lehrer und Erzieher zu Aufmerksamkeitsdefizit-/Hyperaktivitätsstörungen.* Hogrefe Verlag
2) Neuhaus (2003). *Hyperaktive Jugendliche und ihre Probleme*. urana Verlag

Die Symptomatik von ADHS zeigt sich auf drei Ebenen, im Bereich der Unaufmerksamkeit, der Hyperaktivität und der Impulsivität.

Im unten stehenden Übersichtskasten sehen Sie eine Auflistung möglicher Symptome.

Beim problematischen Smartphonegebrauch spielt die Impulsivität eine wichtige Rolle. Dabei geht es nicht nur um aggressives Verhalten, sondern um Verhalten, das nicht gesteuert werden kann. Ich habe meinen Patienten immer erklärt: „Du handelst erst, bevor du nachdenkst." Dies ist eine nachvollziehbare Erklärung zu Impulsivität für die Jugendlichen.

Wichtig ist: ADHS kann zu einer problematischen Smartphonenutzung führen, aber nicht umgekehrt.

Jetzt stellt sich aber auch die Frage, wie ein Jugendlicher so lange fokussiert auf ein Smartphone sein kann, wo er doch ablenkbar oder hyperaktiv ist. Es gibt mittlerweile Studien, die zumindest einen Zusammenhang zwischen Onlinesucht und ADHS aufzeigen, aber noch keine Erklärungen haben, wie sie sich gegenseitig beeinflussen.

Die Heranwachsenden erhalten oft negative Rückmeldung im realen Leben, weil sie als störend empfunden werden. In sozialen Netzwerken oder Onlinespielen (auch über das Handy möglich) erhalten sie positivere Rückmeldungen und Zustimmung. Ihr Belohnungssystem wird aktiviert, was den Anreiz gibt, sich immer mehr mit den positiven Smartphoneaktivitäten zu beschäftigen.

Ein weiterer wichtiger Punkt, aus meiner Sicht, ist die eigentliche Impulsivität. Das Smartphone steht jederzeit zur Verfügung und der Jugendliche kann sich ständig damit beschäftigen. Die Heranwachsenden mit ADHS können ihre Impulse wenig steuern und neigen zu einer vermehrten Nutzung des Smartphones aufgrund der Verfügbarkeit und der positiven Erfahrungen in Verbindung mit der Aktivierung des Belohnungssystems.

Fallbeispiel

Lorenz, 12 Jahre alt, lebt mit seinen beiden Eltern und zwei älteren Brüdern zusammen. Er besucht die 6. Klasse einer Gesamtschule. Bei ihm wurde bereits ein ADHS diagnostiziert. Während der Schulzeit erhält er daher eine Medikation. An den Wochenenden und in den Ferien wird diese weggelassen, was gut möglich ist.

In der Therapie berichten die Eltern nach den Herbstferien, sie hätten den Eindruck, Lorenz könne sich besser konzentrieren. Der Therapeut erfragt, wie sie zu dieser Erkenntnis kommen und die Eltern berichten folgendes:

Lorenz hat viel Zeit konzentriert mit dem Smartphone im Zimmer verbracht.

In einem Elterngespräch wurde erläutert, dass das Zocken auf dem Handy Lorenz Belohnungssystem aktiviert hat. Zudem spielte er alleine und war so in einer reizarmen Umgebung, Dadurch fiel es ihm leicht, sich auf eine Sache zu fokussieren.

Es darf jetzt nicht gedacht werden, dass er kein ADHS mehr hat, sondern er hat den Medienkonsum für sich als positive Aktivität wahrgenommen, da er sich hier auf eine Sache fokussieren konnte und auch noch dafür im Spiel belohnt wurde.

ADHS sollte bei einer problematischen Smartphonenutzung als Diagnose in Betracht gezogen werden, wenn auch weitere Symptome auf den Jugendlichen zutreffen sollten. Dann ist eine fachliche diagnostische Einschätzung dringend zu empfehlen. Sollte sich ein ADHS bestätigen, wäre eine Psychotherapie evtl. mit begleitender medikamentöser Behandlung dringend erforderlich. Eine Behandlung Jugendlicher mit ADHS sollte eine medikamentöse Behandlung, Verhaltenstherapie und Elternberatung beinhalten.

Folgende Symptome können bei ADHS auftreten

- **Unaufmerksamkeit** (Aufmerksamkeits- und Konzentrationsstörung) • schlechte Konzentration • leichte Ablenkbarkeit • Vergesslichkeit
- **Impulsivität** (impulsives und unüberlegtes Handeln) • ständiges Unterbrechen und Stören anderer • Herausplatzen mit Antworten • Nicht warten können
- **Hyperaktivität** (ausgeprägte körperliche Unruhe und starker Bewegungsdrang) • extremer Bewegungsdrang • motorische Unruhe • ständiges Laufen und Klettern • Ruhelosigkeit/Getriebenheit

8.3 Angststörungen

Angst und eine problematische Smartphonenutzung haben einen engen Zusammenhang.

Ängste zeigen sich auf der psychischen, physischen und sozialen Ebene. Angstpatienten ziehen sich viel zurück, wirken schüchtern, sprechen leise und versuchen, nicht aufzufallen. Sie vermeiden angstauslösende Situationen. Mögliche Symptome einer Angst sind im unten stehenden Übersichtskasten erläutert.

Wenn wir von Angst im Zusammenhang mit einer problematischen Smartphonenutzung sprechen, geht es hauptsächlich um die soziale Phobie. Dazu gehört auch die Schulangst. Kinder mit sozialer Phobie sind gewöhnlich sehr angespannt und ängstlich, wenn sie der gefürchteten sozialen Situation ausgesetzt sind. Diese Situationen werden im Allgemeinen vermieden und, wenn das nicht möglich ist, nur mit intensiver Angst ertragen.

Die unter einer Angst leidenden Heranwachsenden haben nun durch das Smartphone aber die Möglichkeit, in sozialen Kontakten zu bleiben. Handys haben einen hohen Reiz für sozial ängstliche Jugendliche.

In Gesprächen berichteten die Pubertierenden von folgenden Vorteilen für sich durch das Smartphone:

„Ich kann meine sozialen Kontakte besser kontrollieren."

„Es ist mir weniger peinlich zu schreiben, als mit jemandem persönlich zu reden."

„Ich kann soziale Kontakte schnell abbrechen auf dem Handy, ohne Diskussionen."

„Mich muss keiner sehen."

„Ich fühle mich beim Chatten selbstbewusster als bei direkten sozialen Kontakten."

„Ich kann Freunde haben, ohne sie treffen zu müssen."

Fallbeispiel

Liv, 17 Jahre alt, lebt bei ihren Eltern mit einer jüngeren Schwester. Während Corona begann sie, sich gezwungenermaßen mehr zu isolieren, kam aber auch danach kaum noch in reale soziale Kontakte. Sie mied Treffen mit Freunden und auch Familienfeiern wollte sie nicht mehr besuchen.

Der Schulbesuch wurde immer schwieriger für sie und Liv traute sich nicht, aktiv am Unterricht teilzunehmen.

Eine soziale Ängstlichkeit wurde diagnostiziert, als sie sich in Therapie begab.

Im Rahmen der Ressourcenarbeit in der Therapie berichtete Liv von positiven sozialen Kontakten über das Handy. Sie könne dort angstfrei kommunizieren und sei mit vielen gleichaltrigen Jugendlichen im Kontakt. Sie schreibe mit diesen, aber telefoniere auch oder mache Videochats. Diese Form der Kontaktgestaltung falle ihr leichter, da sie mehr Kontrolle habe und die Kommunikation sofort unterbrechen oder abbrechen könnte. Sie fühle sich im sozialen Netzwerk sicherer und selbstbewusster.

Mit Liv wurde in der Therapie daran gearbeitet, die Sicherheit in der virtuellen Welt in Teilen in die reale Welt zu transferieren.

Das Mobiltelefon hilft also, soziale Kontakte zu unterhalten, ohne sie im realen Leben haben zu müssen. So fühlen sich die Jugendlichen oft weniger einsam und trotz der Vermeidung realer sozialer Kontakte sozial integriert.

Würde man diesen Jungen und Mädchen ihr Smartphone entziehen, wären sie sozial isoliert. Daher ist es bei Angststörungen, wie bei allen anderen psychischen Erkrankungen auch, wichtig, diese psychotherapeutisch zu behandeln, damit die Jugendlichen wieder in die Lage versetzt werden, reale soziale Kontakte zu erleben und zu genießen.

Bei der Behandlung von Ängsten ist Folgendes bekannt:

Auch wenn eine Sozialphobie schon viele Jahre lang besteht, kann eine geeignete Behandlung mit Psychotherapie und/oder Medikamenten gute Resultate bringen. Dass eine geeignete Behandlung helfen kann, sollte Jugendlichen und den Eltern vermittelt werden, und meine Erfahrungen mit der Behandlung von Angststörungen bestätigen dies.

Folgende Symptome können bei einer Angststörung auftreten

- Anhaltende, wirklichkeitsferne und übertriebene Befürchtungen
- Angst vor bestimmten Bedrohungen oder Situationen
- Angst in verschiedenen Lebensbereichen
- Benommenheit
- Nervosität
- Schwindel
- Zittern
- Schwitzen
- Muskelverspannungen
- Herzklopfen
- Magenbeschwerden
- Schlafstörungen
- Konzentrationsprobleme

8.4 Schlafstörungen

Schlafstörungen sind keine eigenständige psychische Erkrankung, aber es wird häufig über Schlafstörungen in Verbindung mit Medien und gerade in Verbindung mit Smartphones berichtet.

Wenn wir von Schlafstörungen sprechen, geht es in erster Linie um Ein- und Durchschlafstörungen, wenn diese Problematik mindestens einen Monat anhalten und mindestens dreimal pro Woche auftreten.

Eine fachliche Abklärung, warum diese auftreten und ob die Schlafstörung auf eine psychische Erkrankung hinweist, sollte dann dringend erfolgen.

Schlaf ist sehr wichtig, da er einen Einfluss auf den folgenden Tag hat. Jeder kennt das sicher von sich selbst. Hat man gut geschlafen, hat man mehr Energie, die Konzentration ist gut und ich fühle mich psychisch besser. Daher ist eine ausreichende Schlafdauer wichtig.

Fallbeispiel

Merle, 11 Jahre, lebt bei ihren Eltern und ist ein Einzelkind. Sie kommt wegen massiven Schlafstörungen in die Therapie.

Die schulischen Leistungen werden schlechter und Merle sei schneller gereizt und verärgert.

Die Schlafstörungen werden in der Therapie ausführlich besprochen. Es zeigt sich, dass Merle seit ca. einem Jahr ein eigenes Handy hat und die Eltern keinerlei Einschränkungen vorgenommen haben. Sie berichtet, sie schreibe gerade abends, wenn sie im Bett liege, noch mit Freundinnen und sei im Internet unterwegs. Seitdem schlafe sie sehr spät ein. Auch sei sie in vielen Gruppen auf WhatsApp. Merle gibt an, sie habe das Gefühl, dort immer schnell reagieren zu müssen, um nicht negativ aufzufallen. Daher sei ihr Smartphone immer am Bett und sie werde durch ein Aufblinken des Mobiltelefons auf Nachrichten, auch nachts, hingewiesen.

In der Therapie wurde an der Medienkompetenz gearbeitet und an der Veränderung der Handynutzung am Abend.

Beeinflusst das Smartphone unseren Schlaf aber überhaupt negativ? Die Antwort muss Ja lauten. In einer Studie hat die DAK festgestellt, dass die Schlafdauer sinkt, wenn die Medienzeit steigt.

Also hat das Smartphone im Schlafzimmer nichts verloren. Wie man mit dieser Problematik umgehen könnte, wird in weiteren Kapiteln erläutert.

Tipps für einen besseren Schlaf

- Kein Sport, fettes Essen, Alkohol, Kaffee oder Schwarztee bis zu 6 h vor dem Zubettgehen
- Nicht im Bett lesen, essen, rauchen oder arbeiten, das Bett ist nur zum Schlafen da
- Erst ins Bett gehen, wenn man sich müde fühlt
- Nicht außerhalb des Bettes einschlafen
- Zu regelmäßigen Uhrzeiten aufstehen, Rituale sind wichtig
- Kein Schlaf am Tag. Auf keinen Fall länger als 30 min und auf keinen Fall nach 15 Uhr
- Kein Licht, Lärm und keine hohen Temperaturen im Schlafzimmer
- Angenehme Gestaltung der Schlafumgebung
- Keine Medien, auch kein Smartphone, am Bett
- Eine Stunde vor dem Schlafen keine Screen-Time mehr, heißt: keine Mediennutzung mehr

8.5 Substanzmissbrauch

Zu diesem Thema findet man explizit zu der Kombination von Drogen- oder Alkoholkonsum und problematischer Smartphonenutzung noch keine Angaben. Es gibt aber Ideen, warum Drogenkonsum und Medienkonsum in Verbindung stehen könnten und wieso Medienabhängige auch zu Drogenkonsum neigen.

Eine wichtige Funktion des Drogenkonsums ist die Regulierung des Tag-Nacht-Rhythmus. Ein Beispiel dazu:

Amphetamine werden, aus Sicht der Jugendlichen, gerne morgens und über den Tag genommen um wach zu bleiben, sich besser konzentrieren zu können und leistungsfähiger zu sein. Cannabis wird eher abends konsumiert, damit man in den Schlaf kommt. Cannabis beruhigt, entspannt und lässt Probleme vergessen. Wenn es aber wichtig ist, abends und nachts noch zu chatten, weil andere auch zu dieser Zeit online sind oder Angst aufkommt, etwas zu verpassen, kann ich auch Amphetamine abends und nachts nehmen, um wach bleiben zu können.

Wir können auch davon ausgehen, dass Jugendliche, die zu einer Smartphoneabhängigkeit neigen, auch zu anderen Süchten neigen könnten, da die Mechanismen der Sucht die gleichen sind (z. B. Aktivierung des Belohnungssystems).

Ein weiterer wichtiger Punkt ist die schnelle Verfügbarkeit an Suchtmitteln und der schnelle Kontakt zu Dealern. Über Chats kann in „verschlüsselten" Nachrichten schnell etwas bestellt und ein Ort zur Übergabe ausgemacht werden. Eltern, Freunde etc. bekommen davon viel weniger mit, als wenn die Jugendlichen dies z. B. über das Festnetztelefon machen müssten. Neben illegalen Suchtmitteln ist auch die Beschaffung verschreibungspflichtiger Medikamente über das Internet möglich, z. B. aus dem Ausland. Da ich die Pakete nun auch nicht mehr nach Hause bestellen muss, sondern z. B. an eine Packstation liefern lassen kann, bekommen Eltern hier deutlich weniger mit als früher.

Fallbeispiel

Finn, 15 Jahre alt, lebt mit seinem alleinerziehenden Vater zusammen. Zu seiner Mutter hat er keinen Kontakt. Seine zwei Geschwister leben bei der Mutter.

Er besucht eine Gesamtschule und die Noten seien in Ordnung.

Finn kommt zu einer stationären Aufnahme, um von Cannabis zu entgiften. Er berichtete von einem täglichen Konsum und Problemen in der Schule dadurch.

Im Rahmen der stationären Behandlung wurde auch die Wichtigkeit des Handys thematisiert. Dabei wurde deutlich erkennbar, dass Finn einen hohen

Medienkonsum hat und auch über das Smartphone die Kontakte zu seinem Dealer hat. In vorher vereinbarten verschlüsselten Nachrichten teilte er mit, was er bei seinem Dealer bestellen wollte und dieser teilte wiederum verschlüsselt den Treffpunkt mit.

Auch hatte Finn seine sozialen Kontakte zu Mitkonsumenten über das Handy. Er konnte mit ihm und seinem Vater vereinbart werden, dass er die Handynummer wechselte und die nicht förderlichen Handynummern und Apps unter Aufsicht löschte. Auf diese Weise wurde zumindest das Risiko, wieder Kontakt zu diesen aufzunehmen, reduziert.

Wenn Eltern einen riskanten Smartphonekonsum bei ihren Kindern beobachten, sollten sie auch im Blick haben, ob es andere Süchte geben könnte.

Folgende Symptome könnten auf einen problematischen Suchtmittelkonsum hindeuten

- Starkes Verlangen oder eine Art Zwang, die Substanz zu konsumieren
- Verminderte Kontrolle über den Substanzgebrauch (über Beginn, Menge, Ende)
- Körperliches Entzugssyndrom, wenn Substanz reduziert oder abgesetzt wird
- Toleranzentwicklung gegenüber den Substanzeffekten. Der Jugendliche muss immer mehr der gleichen Substanz konsumieren, um den gleichen Effekt wie zu Konsumbeginn zu erhalten
- Einengung auf den Substanzgebrauch (andere Interessen und Vergnügungen werden aufgegeben, Zeit wird für Besorgung, Konsum von den Substanzen und der Erholung davon verbracht), z. B. werden Hobbys oder Freundschaften aufgegeben
- Anhaltender Substanzgebrauch trotz eindeutiger schädlicher Folgen. Schädliche Folgen können sein: Probleme in der Schule, mit Freunden oder Familie. Ärger mit der Polizei oder auch Schulden

Zusammenfassung

Nicht selten sehen wir bei Teenagern mit einer hohen Mediennutzungszeit, auch einer sehr hohen Handynutzungszeit, dass sie psychische Erkrankungen haben oder die übermäßige Mobiltelefonnutzung begleitenden zu psychischen Erkrankungen auftritt.

Häufig wird das Smartphone zur Verbesserung der psychischen Verfassung genutzt. Dann sollte erst die psychische Erkrankung therapiert werden, bevor die Handynutzung reduziert wird. Den Jugendlichen fehlt es an Alternativen zum Smartphonegebrauch und ein „Entzug" könnte die psychische Problematik verschärfen.

Bei begleitenden mentalen Problemen oder dem Verdacht darauf sollte ein Psychotherapeut oder Psychiater aufgesucht werden.

Literatur

Spitzer, M. (2018). Smartphone und Depression: Ursache oder Therapie (Bei: Nervenheilkunde 1–2/ 2018. S. 7–15)

Weiterführende Literatur

Bredt (2021). Harmlos oder brandgefährlich? Suchtmittelkonsum bei Jugendlichen: Was für Eltern und Betroffene wichtig ist. Stuttgart: Klett- Cotta

Büch et al. (2015). Ratgeber Soziale Ängste und Leistungsängste. Hogrefe Verlag

Döpfner et al. (2019). Ratgeber ADHS Informationen für Betroffene, Eltern, Lehrer und Erzieher zu Aufmerksamkeitsdefizit-/Hyperaktivitätsstörungen. Hogrefe Verlag

Döpfner, M., Fröhlich, J., Lehmkuhl, G. (2000). Hyperkinetische Störungen. Leitfaden Kinder- und Jugendpsychotherapie. Göttingen: Hogrefe

Fricke- Oerkermann, L. (2007). Schlafstörungen – Informationen für Betroffene, Eltern, Lehrer und Erzieher. Göttingen: Hogrefe

Groen et al. (2012). Ratgeber Traurigkeit, Rückzug, Depression. Hogrefe

Neuhaus (2003). Hyperaktive Jugendliche und ihre Probleme. urana Verlag

te Wild, B & Vukicevic, A. (2012). Komorbidität bei Internet- und Computerspielabhängigkeit. In C. Möller (Hrsg.) Internet- und Computersucht. Ein Praxishandbuch für Therapeuten, Pädagogen und Eltern (S. 115–128). Stuttgart: Kohlhammer

9

Umgang mit bestimmten Inhalten

Es gibt im Internet viele Inhalte, die als problematisch anzusehen sind und gerne insbesondere über Smartphones genutzt werden.

Eine kritische Betrachtung dieser Seiten und Nutzungsformen erscheint mir sehr wichtig, da hier Gefahren im Internet und über das Handy bestehen, die gravierende Auswirkungen auf das Leben haben können.

Daher werden Sie in diesem Kapitel an die aus meiner Sicht riskantesten Nutzungsformen auf dem Smartphone herangeführt. Dazu gehören Seiten zum Thema Essstörungen, Datingplattformen, Shopping und Spiele.

9.1 Seiten zum Thema Essstörungen

Es gibt Seiten die sich mit dem Thema Essstörungen auf eine nicht förderliche Weise beschäftigen.

Diese Seiten nennen sich unter anderem „Pro Ana" und „Pro Mia". Pro Ana bedeutet, ich bin für die Magersucht und Pro Mia bedeutet, ich bin für Bulimie. Bulimie und Magersucht sind zwei Formen von Essstörungen. Die Magersucht ist gekennzeichnet von einer aktiven Gewichtsabnahme. Die Bulimie macht eine übermäßige Nahrungsaufnahme (Essanfälle) mit häufigem anschließendem Erbrechen aus.

Diese Seiten im Internet sind insbesondere auch über das Handy nutzbar. Sie werden von Jugendlichen oder Erwachsenen betrieben, die keinerlei Interesse an „Heilung" bzw. Besserung haben.

F. Bredt, *Kinder und Smartphones*, https://doi.org/10.1007/978-3-662-71089-0_9

Die Seiten enthalten Texte, die die Essstörung als einzig wahre Freundin oder als einzig wahren Freund darstellen, weiterhin Verhaltensanweisungen in Form von Geboten oder Gesetzen, die zum Weitermachen motivieren, sowie Tipps und Tricks zum Abnehmen und zur Geheimhaltung der Essstörung. Hinzu kommt meist eine Foto- und Video-Galerie, die als Vorbild dienen soll.

Auch kann es zu Challenges (Herausforderungen) kommen, bei denen die Jugendlichen z. B. eine bestimmte Kilogrammzahl in der Woche verlieren müssen. Wenn sie es nicht schaffen, kann dies zum Ausschluss aus dieser Community führen. Da der soziale Zusammenhalt, aber auch der Druck dort sehr hoch ist, möchte keiner ausgeschlossen werden und jeder ein „gutes Ergebnis" liefern.

Fallbeispiel

Lara, 15 Jahre, litt unter einer Magersucht und war deshalb in stationärer Behandlung. Dort berichtete sie darüber, dass sie auf einer sogenannten „Pro-Ana-Seite" unterwegs sei. Sie sei dort aufgenommen worden und sie habe auf die gesamte Seite erst zugreifen können, als sie der Administrator zugelassen hatte. Sie habe dann ein Passwort erhalten. In der Gemeinschaft dort seien nur Personen, meist Jugendliche, mit Essstörungen gewesen. Es sei nie darum gegangen, wie sie aus der Essstörung herauskommen könnten, sondern darum, wie sie weiter abnehmen und wie sie ihre Problematik verheimlichen konnten. Es ging um Kontrolle. So mussten sie regelmäßig ihr Gewicht mit einem Foto von sich auf der Waage nachweisen. Es gab auch Challenges, wer wie schnell abnehmen konnte. Die Regeln seien sehr streng gewesen und wer dagegen verstieß oder nicht ausreichend mithielt beim Gewichtsverlust, wurde ermahnt oder ausgeschlossen. Durch diese Seite sei sie animiert worden, immer weiter abzunehmen und sie sei immer besser darin geworden, ihre Magersucht zu verheimlichen. Am Ende sei ihr aber bewusst geworden, dass sie etwas ändern musste, da sie körperlich und mental nicht mehr leistungsfähig war.

Es wird hier sehr deutlich, dass diese Seiten nicht förderlich sind und die Essstörung unterstützen. Sollte ihr Kind an einer Essstörung leiden oder der Verdacht bestehen, klären Sie es über solche Seiten und die damit verbundenen Gefahren auf.

9.2 Datingplattformen

Bei den Dating-Apps muss gesagt werden, dass es sicherlich auch seriöse gibt und nicht nur unseriöse (bzw. Apps) mit einem gewissen Gefahrenpotenzial.

Seriöse Datingseiten zeichnen sich meist dadurch aus, dass sie Geld kosten und das Alter recht genau geprüft wird.

Die anderen Datingplattformen sind häufig umsonst. Eine Altersüberprüfung findet offiziell statt, aber hier wird das wirkliche Alter oft nicht geprüft. Somit können sich auf der einen Seite Jugendliche älter machen, um diese Apps zu nutzen, auf der anderen Seite können sich auch Personen jünger machen, um mit Jugendlichen besser in Kontakt zu kommen. Auch ist oft nicht klar, ob die Person wirklich ein Bild von sich im Internet zeigt oder ein anderes Bild nimmt. Die Kontaktgestaltung auf den kostenfreien Seiten ist häufig einfach. Man kann zu einer Seite „wischen", wenn die Person interessant ist und zur anderen Seite „wischen", um die Person abzulehnen. Somit ist es sehr einfach, mit vielen Personen in Kontakt zu kommen, aber auch von vielen Personen gesehen zu werden.

Fallbeispiel

Lisa, 16 Jahre alt, berichtete in der Therapie von ihrer Erfahrung mit einer Dating-App, die recht bekannt und umsonst ist.

Sie sagte, sie suche einen Freund und tue sich aufgrund ihrer sozialen Ängstlichkeit schwer damit. Sie traue sich in der realen Welt nicht, jemanden anzusprechen. Im Internet falle ihr die Kontaktgestaltung viel leichter. Sie wisse, dass sie die Person sofort ignorieren kann, wenn sie keinen Kontakt will, und jemanden anzuschreiben falle ihr deutlich leichter als jemanden anzusprechen.

Bisher habe sie dort aber noch keinen Partner ernsthaft kennengelernt, da sie oft schnell nach freizügigen Fotos gefragt werde oder nach einem einmaligen Treffen.

Darauf lasse sie sich nicht ein, aber sie habe das Gefühl, nur wenige hätten auf diesen Apps wirklich Interesse daran, einen festen Partner/eine feste Partnerin zu finden.

Häufig, so muss ich leider sagen, treiben sich auf solchen Seiten Personen herum, die nicht an ernsthaften Beziehungen interessiert sind, sondern eher an einmaligen bzw. sexuellen Treffen. Dies trifft nicht auf jede Person zu und ich möchte solch ein Verhalten auch nicht jeder Person, die auf solchen Seiten unterwegs ist, unterstellen, aber es geschieht auf diesen Seiten deutlich häufiger als auf „seriösen" Seiten.

Daher seien Sie als Eltern wachsam, welche Apps und Seiten Ihr Kind auf dem Smartphone nutzt und reden Sie mit ihm präventiv über die Gefahren.

Hier einige Tipps für Jugendliche zum Umgang mit Dating-Apps

- Nutze solche Apps nur, wenn du wirklich alt genug dafür bist
- Fälsche nicht dein Alter
- Überlege, ob du wirklich ein Bild online zeigen willst und wenn ja, welches

- Glaube Personen auf solchen Seiten nicht zu schnell
- Lehne lieber einmal mehr ab als ein Risiko einzugehen
- Blockiere Personen, wenn sie dich belästigen, und melde sie dem Plattformbetreiber
- Wenn du ernsthaft jemanden kennenlernen willst, investiere lieber ein wenig Geld für eine seriöse App

9.3 Shopping

Shopping kann zu einer Sucht führen. Und unsere Smartphones sind dabei leider unterstützend.

Es gibt eine große Menge an Shopping-Apps und Internetseiten. Einige bieten fast alles an, andere spezialisieren sich auf bestimmte Produkte. Fast jedes Geschäft hat mittlerweile einen Onlineshop. Onlineshops sind für die Geschäfte auch notwendig, da ein Großteil bereits online gekauft wird. Oft wird dann mit Angeboten geworben. Es gibt dann sogenannte „Push-Benachrichtigungen", die auf dem Handy als Werbung aufblinken. Diese Benachrichtigungen kann ich in der Regel in der jeweiligen App auch deaktivieren.

Shopping ist online sehr einfach geworden. Ich hinterlege eine Bankverbindung, eine Kreditkarte oder PayPal und kann damit alles bezahlen. Ich kann aber oft auch auf Rechnung kaufen und dann später zahlen (in der Regel bis zu 30 Tage später). Auch Ratenkauf wird oft angeboten. Und hier besteht eines der Probleme. Ich kann einkaufen, ohne dass mein Bankkonto direkt belastet wird. Somit verliere ich auch schnell den Überblick und denke mir: "Ich kann ja noch kaufen, es ist ja noch Geld auf dem Konto". Auch Ratenkäufe sind verlockend, aber oft mit hohen Zinsen verbunden.

Shopping ist auch problematisch, da Retouren oft umsonst sind. Somit denken sich Jugendliche: „Das kann ich ja kaufen und wenn es nichts ist, sende ich es zurück." Aber bei vielen Bestellungen verliert man dann den Überblick und vergisst Retouren und muss dann Produkte behalten, die man nicht haben wollte.

Shopping ist also online und gerade über das Handy sehr einfach und lukrativ. Auch ist das Shopping jederzeit möglich und es gibt bei den Onlineshops keine Zeiten, in denen man nicht einkaufen kann.

Es ist bereits bekannt, dass es eine „Kaufsucht" gibt, und diese wird durch die Smartphones erleichtert.

Tipps für Eltern

- Sprechen Sie mit ihrem Kind über die Gefahren und auch die Vorteile des Onlineshoppings
- Hinterlegen Sie auf dem Handy Ihres Kindes keine Bank- oder PayPal-Daten von sich selbst
- Prüfen Sie, welche Apps ihr Kind nutzt oder auf welchen Seiten es sich online bewegt
- Seien Sie ein Vorbild, auch was das Onlineeinkaufen angeht

9.4 Spiele

Spiele gibt es in Unmengen auf dem Smartphone und es kommen immer neue dazu, sodass es schwierig ist, immer auf dem neuesten Stand zu sein. Auf dem neuesten Stand sind meistens die Kinder. Sie wissen, wann welches Spiel herauskommt und welches Game gerade „in“ ist. Wollen Sie als Eltern auf den aktuellen Stand kommen, fragen Sie ihr Kind.

Allgemein kann aber gesagt werden, dass Spiele immer ähnlich aufgebaut sind, weil sie ein Ziel verfolgen: Den User an das Spiel zu binden!

Wichtig zu erwähnen ist, dass nicht jedes Spiel so aufgebaut ist, wie ich es beschreibe, aber viele arbeiten mit einem ähnlichen Mechanismus.

Die Games arbeiten alle mit einem ausgeprägten Belohnungssystem. Belohnung führt dazu, dass die Jugendlichen Spiele gerne weiterspielen, da sie Erfolge haben und diese zum Weiterspielen animieren. Häufig wird es dann schwieriger, erfolgreich zu sein und der Jugendliche muss mehr Zeit investieren oder in einigen Spielen Geld einsetzen, um schneller erfolgreich zu sein. Dies läuft dann über die sogenannten In-App-Käufe.

In-App-Käufe

In-App-Käufe sind Käufe innerhalb einer App mit echtem Geld. Es werden dann zusätzliche Inhalte oder Funktionen freigeschaltet. Diese Käufe erfolgen direkt in der App.

Bei Spielen wird der Begriff „In-Game-Käufe" verwendet.

In Spielen hilft der Kauf dabei, schneller voranzukommen.

Diese Käufe können aber deaktiviert werden.

Bei Android funktioniert das folgendermaßen:

- Öffnen Sie die App „Play" (Google Play Store).
- Tippen Sie auf Ihr Profilbild oben rechts.
- Tippen Sie auf Einstellungen.

- Öffnen Sie dort den Bereich Bestätigung von Käufen.
- Bei Bestätigungshäufigkeit haben Sie die Wahl zwischen „immer", „alle 30 min" und „nie". Stellen sie „immer" ein, damit jeder Kauf mit einem Passwort bewusst bestätigt werden muss.

Bei iOS (Apple) geht dies so:

- Gehen Sie in die Einstellungen des Apple-Geräts.
- Dort geht es über den Punkt Bildschirmzeit zu Beschränkungen.
- Hier können Sie die Beschränkungen oben mit dem Schieberegler einschalten (Button wird dann grün).
- Danach lässt sich unter App-Installationen & Käufe die Einstellung für In-App-Käufe anpassen. Stellen Sie die auf "nicht erlauben" ein.

Eine sichere Einstellung ist hier wichtig. Diese Käufe sind sehr reizvoll, kosten aber am Ende viel Geld.

Für die Jugendlichen ist es wichtig, zu verstehen, dass Spiele eine Abhängigkeit fördern können. Der Jugendliche muss sich dieser Gefahr bewusst sein, um einen kompetenten Umgang mit Handyspielen zu entwickeln.

9.5 Challenges

Challenges können übersetzt werden als Mutproben in den sozialen Medien, wie z. B. Instagram, TikTok oder YouTube.

Die Jugendlichen filmen sich bei einer Mutprobe, die gerade aktuell in den sozialen Netzwerken vorgestellt wird, und stellen diese online oder machen direkt einen Livestream.

Es gab unter anderem die Ice-Bucket-Challenge.

Übersicht

Die Herausforderung bestand darin, sich einen Eimer kaltes Wasser über den Kopf zu gießen und danach Personen für das Nachmachen zu nominieren sowie 10 US-Dollar bzw. Euro an die ALS Association zu spenden. Wer sich nicht nass machen wollte, sollte 100 US-Dollar bzw. Euro spenden. Zumeist wurden die Teilnehmer öffentlich, über soziale Netzwerke, zur Teilnahme herausgefordert. Die Challenge musste innerhalb von 24 h angenommen und mit einem wiederum hochzuladenden Video in sozialen Netzwerken belegt werden. Es kam zu zahlreichen Challengevarianten. So legten sich Teilnehmer in eine Wanne mit Eiswasser oder ließen sich im Auto mit kaltem Wasser übergießen (https://de.wikipedia.org/wiki/ALS_Ice_Bucket_Challenge#Regeln) letzer Zugriff am 27.02.2025 um18:12 Uhr.

Die Ice-Bucket-Challenge war eine Challenge für einen guten Zweck, an der auch viele Prominente teilnahmen. Es war der Beginn der Challenges im Internet.

Es gibt aber mittlerweile auch viele Herausforderungen, die lebensgefährlich sein können.

Einige der gefährlichsten Challenges der letzten Jahre möchte ich benennen:

Blackout-Challenge
Jugendliche strangulieren sich hier selbst und filmen sich dabei. Dies führt häufig zur Ohnmacht, aber bei dieser Challenge kam es auch schon zu einem Todesfall einer 13-Jährigen.

Hot-Chip-Challenge
Hier essen die Teilnehmer extrem scharfe Chips und filmen sich auch dabei. Der Konsum dieser Chips kann zu Bauchkrämpfen, Erbrechen und Kreislaufzusammenbrüchen führen. Im Zusammenhang mit dieser Herausforderung wurde über mehrere Todesfälle berichtet.

Deo-Challenge
Bei diesem Trend wird Deo so lange auf eine Stelle auf der Haut gesprüht, bis es zu Schmerzen oder im Extremfall sogar Erfrierungen kommt. Eine noch extremere Version beinhaltet das Einatmen der Aerosole des Deo-Sprays, was zu Hirnschädigungen oder sogar zum Tod führen kann.

Dry-Scooping/Cinnamon-Challenge
Hier soll eine große Menge trockenes Pulver ohne Wasser geschluckt werden. Es droht dabei Erstickungsgefahr.
Ursprünglich ging es darum, vor dem Sport Proteinpulver zu sich zunehmen, da es leistungsfähiger mache.
Mittlerweile dient die Herausforderung nur noch der Belustigung und dem Erreichen von Klicks. Es kann bei dieser Challenge zu Atemnot kommen.

Hier einige Tipps zum Umgang mit den sogenannten Challenges

- Seien Sie stets im Austausch mit ihrem Kind, um auf dem aktuellen Stand zu bleiben, welche Herausforderungen gerade aktuell sind.
- Klären Sie Ihr Kind auf, dass es auch bei den Mutproben immer wieder Fake-Videos gibt und sie Videos zunächst kritisch betrachten sollten.
- Unterstützen Sie Ihren Schützling dabei, sich nicht allen Herausforderungen hinzugeben und dem Gruppendruck nicht nachzugeben. Ihr Kind soll sich nicht in Gefahr bringen.
- Das Weiterverbreiten von solchen Challenges kann andere Kinder in Gefahr bringen. Vermitteln Sie diese Ihrem Kind. Informieren Sie bei gefährlichen

Mutproben im Internet andere Eltern oder auch die Schule. In der Schule sind in der Regel alle Kinder erreichbar und können dort gewarnt bzw. aufgeklärt werden.

- Wenn Sie in Kenntnis von Challenges im Internet kommen, die eine Gefahr für die Teilnehmer darstellen, können Sie die Challenge dem Plattformbetreiber oder unter internet-beschwerdestelle.de oder jugendschutz.net melden.
- Teilen Sie die Mutproben nicht auf Ihren Accounts als Warnung, weil es zu einer weiteren Verbreitung führen könnte.
- Reden Sie mit Ihrem Kind offen über den Reiz der Challenges. Wenn Ihr Kind ein großes Interesse daran hat, versuchen Sie sichere Mutproben zu finden, die keine Gefahr darstellen.

9.6 Darknet

Das Darknet ist ein kleiner Teil des Deep Web, das man ohne verschlüsselten Zugang nicht betreten kann. Eine spezielle Verschlüsselung ist beispielsweise der Tor-Browser, der die Anonymität des Nutzers im Darknet sicherstellt. Meist sind im Darknet kriminelle Inhalte zu finden.

Deep Web

Das Deep Web macht ca. 90% des World Wide Webs aus. Hier sind Datenbanken von Banken, Universitäten oder Unternehmen hinterlegt. Sie können über Suchmaschinen nicht gefunden werden und sind passwortgeschützt und verschlüsselt.

Das Darknet ist ein kleiner Teil des Deep Webs.

Um ins Darknet zu kommen, braucht man einen sogenannten Tor-Browser oder Ähnliches. Damit kann der Nutzer dann anonym im Darknet kommunizieren und handeln. Die bekannten Suchmaschinen funktionieren im Darknet nicht und es muss auf spezialisierte Suchmaschinen zugegriffen werden.

Im Darknet haben sich Kriminelle diverse Handelsplätze für illegale Güter aller Art oder Straftaten aufgebaut.

Aber es ist auch eine Plattform, auf der z. B. politisch oppositionelle Personen sicher mit anderen kommunizieren können. Das Surfen im Darknet ist prinzipiell nicht strafbar, aber wenn man dort illegale Waren oder Dienstleistungen erwirbt, ist es strafbar.

Übersicht illegaler Tätigkeiten im Darknet

- Illegale Drogen kaufen
- Waffen und Sprengstoff erwerben
- Tödliches Gift kaufen
- Gefälschte Ausweise kaufen
- Kreditkartennummern kaufen
- Gefälschte Urkunden kaufen
- Viren für Computer können erworben werden
- Videos mit kriminellen Handlungen sind im Darknet verfügbar
- Auftragsmorde/Uran können erworben werden

Wie wir sehen, ist das Darknet kein Ort für Kinder und Jugendliche. Glücklicherweise ist es auch nicht leicht zugänglich. Als Eltern sollten Sie über diesen Teil des Internets Bescheid wissen und darauf achten, wo sich ihr Kind im Internet bewegt.

9.7 Influencer

In der heutigen digitalen Zeit haben Influencer eine enorme Reichweite und Macht in den sozialen Medien aufgebaut. Sie beeinflussen Millionen von Menschen und haben die Fähigkeit, Trends zu setzen und Meinungen zu formen.

Der Begriff Influencer kommt vom englischen „influence“, was „beeinflussen“ bedeutet.

Influencer können berühmte Persönlichkeiten aus Sport, Musik, Politik und Gesellschaft sein. Es können aber auch Personen sein, die „nur“ über ihre Internetpräsenz berühmt geworden sind. Personen mit einer sehr hohen Reichweite verdienen damit auch sehr gutes Geld und werden als Werbeträger gerne genutzt. Sie bauen dann z. B. Werbung in ihre Posts oder Videos ein.

Warum sind Influencer so berühmt? Was macht sie aus?

Sie sind authentisch und stellen sich ehrlich dar.

Sie werden als vertrauenswürdig mit guten Tipps für ihre Follower wahrgenommen.

Sie interagieren mit ihren Followern über die Kommentarfunktion.

Sie stecken viel Zeit in ihre Arbeit und können auch neue Trends setzen.

Influencer können gerade für Kinder und Jugendliche Vorbilder werden.

Durch Werbung, auch versteckte Werbung, beeinflussen Influencer das Konsumverhalten der Jugend heutzutage mit, was sich Unternehmen auch gerne zunutze machen. Da sie auf den Kanälen unterwegs sind, auf denen sich die Jugendliche heute bewegen, haben sie eine große Reichweite.

Der Einfluss von Influencern ist groß.

„Dies zeigte auch eine Umfrage, die klicksafe im Rahmen des Safer Internet Day 2020 durchgeführt hat. Knapp ein Drittel der Befragten im Alter von 13 bis 20 Jahren gaben an, dass **soziale Medien die Meinungsbildung beeinflussen**. Rund ein Fünftel sagte sogar, dass sie explizit von Influencern in ihrer Meinungsbildung gelenkt würden" (https://www.klicksafe.de).

Die meisten Influencer sind auf TikTok, Instagram und YouTube aktiv.

Wenn nun ein Kind oder Jugendlicher sagt, er wolle als Influencer berühmt werden, weise ich immer darauf hin, dass dies ein schwieriger Weg und sicherlich nichts ist, was als Job bis zur Rente dient. Daher ist eine Schulbildung und Ausbildung oder Studium für die Zukunft wichtig. Auch ist ja nicht klar, ob die Person als Influencer wirklich erfolgreich wird und für wie lange.

Achten Sie bei Ihren Kindern darauf, welchem Influencer sie folgen, was dessen Inhalte sind und seien Sie mit Ihrem Kind im Gespräch darüber.

9.8 Selfies

Selfies sind Bilder, die eine Person mit dem Handy von sich selbst macht. Teilweise werden dazu Hilfsmittel wie ein Selfiestick genutzt.

Selfies werden dann auf bestimmten Plattformen „gepostet". Es geht immer um Likes und positive Kommentare. Selfies dienen der Selbstdarstellung und die Erfahrung zeigt, dass Jugendliche sich anders darstellen, als sie eigentlich sind. Sie zeigen sich in der Regel, wie sie gesehen werden sollen bzw. wie es von ihnen auch erwartet wird.

Für die Heranwachsenden ist der Vorteil bei Selfies, dass sie die Fotos selbst machen und somit eine bessere Kontrolle darüber haben, wie ein Foto gelingt.

In der Therapie berichten Jugendliche immer wieder von positiven Gefühlen, wenn sie Likes oder positive Kommentare für ihre Selfies erhalten. Es scheint das Selbstbewusstsein zu stärken, wobei sie sich aber immer anders darstellen, als sie eigentlich sind.

Es geht darum: „Wer bin ich und wie wirke ich auf andere?"

Bei den Selfies müssen die Heranwachsenden aber immer bedenken, wer diese Bilder sehen kann und was sie von sich selbst zeigen und preisgeben möchten.

Selfies, die im Internet landen, bleiben dort auch und können auch durch andere Personen weiterverbreitet werden.

Ebenso müssen die Jugendlichen darauf achten, wo sie Selfies machen. Es gibt immer wieder Berichte von Selfies an gefährlichen Orten, wie an Klippen oder auf Waggons der Bahn nahe den Stromleitungen. Hier besteht ein hohes Risiko, sich schwer zu verletzen oder sogar zu versterben.

Daher erscheint es wichtig, dass Sie als Eltern mit Ihren Kindern offen über Selfies und ihre Gefahren sprechen und einen Blick darauf haben, wie Ihr Kind damit umgeht.

Zusammenfassung

Auf dem Smartphone und im Internet begegnen Jugendliche immer wieder problematischen Inhalten und Nutzungsmöglichkeiten.

Je besser die Kinder über diese Gefahren aufgeklärt sind, desto sicherer können sie damit umgehen oder sie auch meiden. Jugendliche sollten auch verstehen, wie solche Apps, Internetseiten und Spiele funktionieren und warum sie so entwickelt wurden. Dies hilft, besser zu verstehen, warum sie z. B. so einen hohen Suchtfaktor haben oder warum Dating-Apps aufgebaut sind, wie sie es sind.

Als Eltern sollten Sie einen Blick darauf haben, was Ihr Kind auf dem Handy und im Internet macht, bleiben Sie mit ihm im Gespräch und informieren Sie sich, welche Seiten, Apps und Spiele Ihr Kind besucht bzw. nutzt.

Verhindern Sie unkontrollierte In-App-Käufe, was für Sie im schlimmsten Fall sehr teuer werden kann.

Gerade bei den sogenannten Challenges sollten Eltern aufmerksam sein, da diese zu ernsthaften Folgen bis hin zum Tod führen könnten. Das Darknet ist kein Ort für Kinder und Jugendliche. Wichtig ist, dass sie keinen Zugang haben, da dort verstörende Inhalte verbreitet werden und oft Kriminelle im Darknet unterwegs sind.

Influencer haben einen großen Einfluss auf unsere Jugend und können sich positiv, aber auch negativ auswirken. Achten Sie darauf, wem ihr Kind folgt und welche Inhalte vermittelt werden.

Weiterführende Literatur

www.klicksafe.de
https://www.schau-hin.info

10

Cybermobbing und Cybergrooming, Fake News und Hate Speech – ernstzunehmende Probleme

In diesem Kapitel beschäftigen wir uns mit zwei der belastenden Erlebnisse, die ein Kind oder ein Jugendlicher im Internet und über das Smartphone erleben kann.

Zum einen ist es das Cybermobbing und zum anderen das Cybergrooming. Beide enthalten den Begriff Cyber, was bedeutet, dass es im Internet stattfindet.

10.1 Cybermobbing

Cybermobbing ist ein ernstzunehmendes Problem unter den Jugendlichen. Um dies zu verdeutlichen, zeige ich zunächst einmal auf, wie viele Jugendliche davon betroffen sind und wie sich das Phänomen in den letzten Jahren insbesondere an Schulen in Deutschland, aber auch weltweit, entwickelt hat.

Betrachten wir einmal den Zeitraum von 2010 bis 2019, so sieht man eine deutliche Zunahme des Cybermobbings in diesen Jahren. Insgesamt waren 2010 23 % aller Jugendlichen mindestens einmal selbst betroffen, während es 2019 schon 31 % waren. 2017 waren es sogar 37 %. Die leichte Abnahme des Cybermobbings kann evtl. mit einer guten präventiven Arbeit erklärt werden. Die Zunahme des Cybermobbings steht sicherlich im Zusammenhang mit der zunehmenden Verfügbarkeit von Smartphones für Jugendliche, da Cybermobbing mittlerweile meist über das Handy läuft.

In Abb. 10.1 sehen Sie, dass fast 1/3 aller Jugendlichen schon einmal davon betroffen war, dass über sie falsche oder beleidigende Inhalte über das Handy verbreitet wurden.

F. Bredt, *Kinder und Smartphones*, https://doi.org/10.1007/978-3-662-71089-0_10

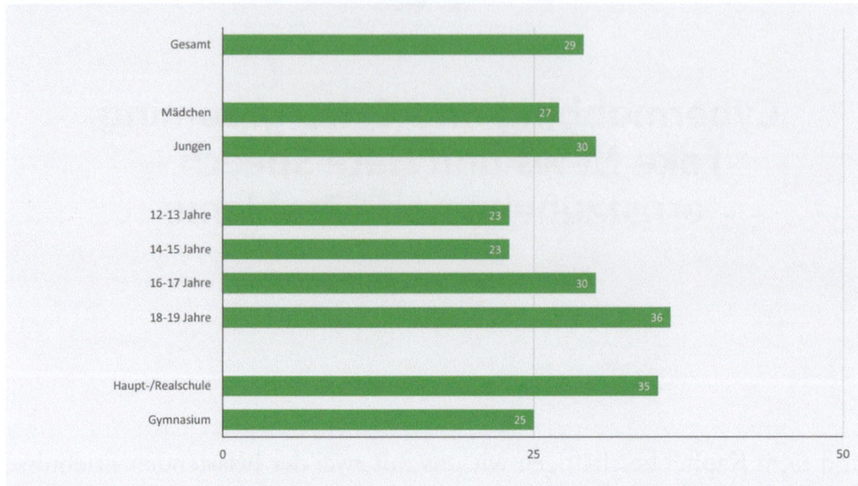

Abb. 10.1 Wurden über mich schon einmal beleidigende oder falsche Informationen im Internet verbreitet? – 2020. (Quelle: kicksafe.de/Medienanstalt Rheinland-Pfalz, mit freundlicher Genehmigung)

Über 13 % der Jugendlichen hat schon einmal erlebt, dass ein peinliches oder beleidigendes Foto/Video von anderen im Internet verbreitet wurde, z. B. über Messengerdienste. Die Schwierigkeit dabei ist, dass Fotos/Videos aus dem Internet so gut wie nicht mehr zu löschen sind.

Vielen Jugendlichen sind Hassbotschaften oder beleidigende Kommentare im Internet begegnet (siehe Abb. 10.2). Solche Inhalte sind nicht nur belastend, wenn jemand selbst betroffen ist, sondern können ebenso belastend sein, wenn ein Kind sie liest und die Verbreitung miterlebt.

Wir müssen uns mit dem Thema Cybermobbing im Zusammenhang mit einer übermäßigen Smartphonenutzung beschäftigen. Cybermobbing erfolgt zum größten Teil über Messengerdienste oder andere Apps, die auf dem Smartphone zur Verfügung stehen. Durch die ständige Verfügbarkeit des Handys ist die Gefahr für ein durchgehendes Mobbing sehr groß.

Was ist Cybermobbing?

Das Wort Cybermobbing setzt sich aus zwei Begriffen zusammen, die ich zunächst einmal getrennt erläutere.

Mobbing bedeutet, dass eine Person von jemandem anderen verunglimpft und drangsaliert wird. Mobbing findet in der Regel über einen längeren Zeitraum statt.

Mir sind im letzten Monat im Internet begegnet:

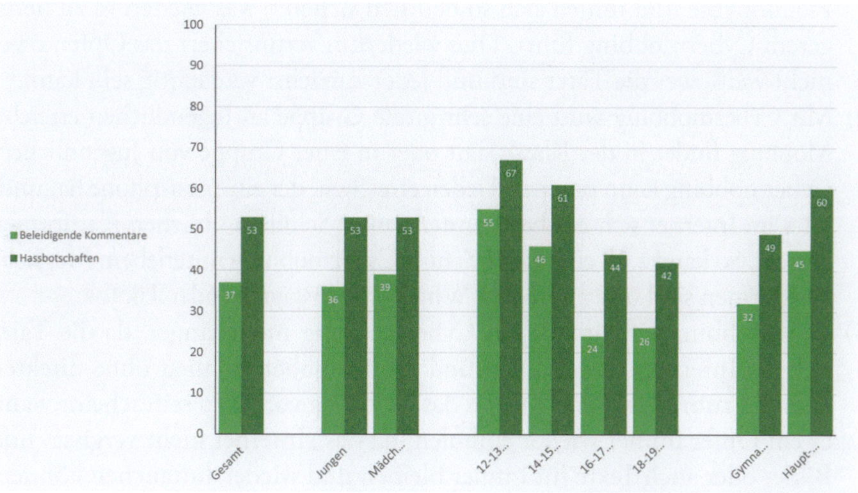

Quelle: JIM 2020, Angaben in Prozent, Basis: alle Befragten, n=1.200

Abb. 10.2 Im letzten Monat sind mir beleidigende Kommentare oder Hassbotschaften begegnet – 2020. (Quelle: kicksafe.de/Medienanstalt Rheinland-Pfalz, mit freundlicher Genehmigung)

Beim Mobbing gibt es drei beteiligte Gruppen. Es gibt das Opfer, welches meist eine Einzelperson ist. Dann gibt es die Täter, meistens mehrere Jugendliche, selten Einzeltäter. Und dann gibt es den Rest der Gruppe, z. B. die Schulklasse, die unbeteiligt ist oder aber auch wegsieht oder mitlacht, um nicht selbst zum Außenseiter zu werden. Die große Schwierigkeit ist, dass das Opfer meistens alleine dasteht und keine „Verbündeten oder Helfer" hat.

Cyber bedeutet, dass das Geschehen über das Internet bzw. Smartphone stattfindet.

Cybermobbing ist also Mobbing über das Internet, Smartphone etc. Es gibt wichtige Unterschiede zwischen Mobbing und Cybermobbing. Diese werden ihnen verdeutlichen, warum Cybermobbing gravierender ist als das reine Mobbing, das natürlich ebenfalls auch schwerwiegende Folgen für die Betroffenen haben kann.

1) Cybermobbing kann 24 h an sieben Tagen in der Woche erfolgen und viele Menschen erreichen.
2) Beim Cybermobbing können sehr viele Personen erreicht werden und sich am Mobbing beteiligen. Alles, was im Internet an Mobbing stattfindet, kann nicht mehr rückgängig gemacht werden, da „das Internet nichts vergisst". Die Opfer sind dem Mobbing in schlimmen Fällen an sieben Tagen die Woche 24 h ausgesetzt, was eine hohe psychische Belastung bedeutet.

3) Die Täter können häufig anonym im Internet bleiben. Sie nutzen Pseudonyme und fühlen sich so deutlich sicherer, was wiederum zu heftigerem Cybermobbing führt. Dies wiederum verunsichert das Opfer, da es nicht weiß, wer die Täter sind und jeder zunächst verdächtig sein kann.
4) Mit Cybermobbing wird eine sehr große Gruppe an Jugendlichen erreicht. Mobbing findet in der Klasse statt oder in einer Gruppe von Jugendlichen. Cybermobbing kann potenziell jeden erreichen, der ein Smartphone hat und/oder im Internet sich auf bestimmten, unter Schülern üblichen Plattformen bewegt. So kann z. B. eine ganze Schule Cybermobbing miterleben. Mögliche Plattformen sind unter anderem WhatsApp, Instagram oder TikTok.
5) Der Mobbingzeitraum ist bei Cybermobbing meist länger, da die Täter sich im Internet sicher fühlen und 24 h mobben können ohne direkten Kontakt zum Opfer. Auch wenn das Mobbing vorbei zu sein scheint, kann es ein Opfer immer wieder einholen, da das „Internet nicht vergisst" und Bilder oder auch Texte für immer bleiben und wieder auftauchen können.

Cybermobbing – eine Straftat

Cybermobbing kann strafrechtlich verfolgt werden. Dazu sagt ein Rechtsexperte bei Klicksafe (Klicksafe ist eine seriöse und sehr gute Internetseite zum Thema Mediennutzung und allen weiteren Themen dazu. Hier können viele Informationsmaterialien umsonst gedownloadet werden):

Speziell für Cybermobbing gibt es in Deutschland bisher kein eigenes Strafgesetz. Allerdings können im Rahmen von Mobbing/Cybermobbing je nach Situation verschiedene strafbare Handlungen vorkommen, wie zum Beispiel Nötigung (§ 240 des Strafgesetzbuches (StGB)), Bedrohung (§ 241 StGB), üble Nachrede (§ 186 StGB) oder Verleumdung (§ 187 StGB).

Daneben ist es auch strafbar, Bilder aus dem höchstpersönlichen Lebensbereich zu verbreiten (§ 201a StGB) und Sprachnotizen eines anderen weiterzuleiten (§ 201a StGB).

Wird der Täter verurteilt, können Strafen in Form von Geldstrafen und Freiheitsstrafen bis zu 5 Jahren erfolgen (vgl. Weigend 2019). Das Strafmaß hängt von vielen Faktoren ab, die ein Gericht abwägen muss. Wichtig ist aber, dass die Täter strafrechtlich belangt werden können. Möglich ist dies, wenn die Täter mindestens 14 Jahre alt sind. Dazu ist eine Anzeige gegen die Person notwendig. Weiß man nicht, wer die Täter sind, sollte eine Anzeige gegen „Unbekannt" gestellt werden, damit die Strafverfolgungsbehörden aktiv werden können.

Neben der Strafverfolgung hat ein Opfer von Cybermobbing auch die Möglichkeit, auf zivilrechtlichem Weg Schmerzensgeld von den Tätern einzufordern. Dies ist schon bei jugendlichen Tätern unter 14 Jahren möglich, denn Kinder sind ab der Vollendung des 7. Lebensjahres deliktsfähig. Zivilrecht und Strafrecht werden getrennt voneinander verhandelt und die Urteile können daher auch verschieden ausfallen.

Was tun bei Cybermobbing?

Nachdem deutlich geworden ist, welche gravierenden Auswirkungen Cybermobbing haben kann, stellt sich die Frage, was wer konkret tun kann. Dabei unterscheide ich im Folgenden zwischen drei Personenkreisen:

1. Was kann das „Opfer" selbst tun?
2. Was können Vertrauenspersonen tun, die mitbekommen, dass Cybermobbing stattfindet?
3. Was können Personen tun, die Cybermobbing mitbekommen, aber nicht selbst involviert sind, z. B. Klassenkameraden?

Da Cybermobbing mittlerweile ein wichtiges Thema in unserer Gesellschaft ist, gibt es dazu auch viele hilfreiche Informations- und Beratungsseiten im Internet. Hier kann ich nur einige empfehlenswerte Seiten nennen:

- www.klicksafe.de (sehr gutes Infomaterial)
- http://www.cybermobbing-hilfe.de (Ratgeber im Internet)
- https://www.buendnis-gegen-cybermobbing.de/hilfe/hilfe.html (Informationsseite mit Beratungsangeboten)
- https://www.juuuport.de/beratung (Beratungsseite)

Fallbeispiel

Anja, 15 Jahre, kam in psychotherapeutische Behandlung, da sie durch Mitschüler online gemobbt wurde. Das Mobbing führte bei ihr zu Ängsten und einer depressiven Verstimmung. Immer häufiger besuchte sie die Schule nicht mehr. Auch kam es zu selbstverletzendem Verhalten. Ihre Eltern bemerkten eine Veränderung und sprachen Anja an. Diese berichtete über das Cybermobbing. Die Familie beriet sich und entschied sich gemeinsam, Anzeige wegen Mobbings bei der Polizei zu erstatten. Die Polizei in dem kleinen Ort nahm sich die Zeit und suchte die Klasse auf. Es erfolgte eine Ansprache wegen Cybermobbings und die Schüler wurden informiert, dass es sich dabei um eine Straftat handelt. Danach kam Cybermobbing bei Anja nicht mehr vor und viele Mitschüler lobten ihren Mut, dagegen vorgegangen zu sein.

Als Opfer reagieren

Wer Opfer von Cybermobbing wird, reagiert häufig mit Rückzug und einer depressiven Symptomatik. Cybermobbing kann auch zu akuten Belastungsreaktionen oder einer posttraumatischen Störung führen.

Übersicht

Eine posttraumatische Belastungsstörung entsteht, wenn eine Person ein oder mehrere schlimme Ereignisse erlebt hat und noch nach mehr als sechs Monaten psychisch darunter leidet. Betroffene ziehen sich oft zurück, sind schreckhafter und ängstlicher, vermeiden bestimmte Orte oder Aktivitäten (die sie an das Geschehene erinnern), haben Alpträume oder Flashbacks. Sie kommen mit dem Erlebten alleine nicht zurecht.

Für jedes Opfer oder jeden, der Gefahr läuft, Opfer zu werden (prinzipiell also jeder), ist es notwendig, Ideen zu entwickeln, wie man in dieser Situation handeln kann.

Tipps

1) *Ruhe bewahren.* Reagiere nie spontan auf Mobbingattacken. Dies ist das Ziel des Täters/der Täter. Sie setzen dann das Mobbing fort, da es „Wirkung" zeigt.
2) *Immer Betreiber der Internetseite informieren.* Im Impressum stehen Kontaktdaten des Betreibers. Dieser kann dann prüfen, ob er aus seiner Position heraus reagieren, z. B. jemanden sperren muss.

   Mobbing sollte bei den Plattformen gemeldet werden.

   Die allermeisten Plattformen bieten die Möglichkeit an, Mobbing und Hassnachrichten zu melden und löschen zu lassen. Hier sind einige Informationen bezüglich bei Jugendlichen beliebten Plattformen für Sie zusammengetragen (siehe Abb. 10.3).

   Mobbing bei Instagram oder Facebook melden: https://www.meta.com/de-de/help/policies/safety/report-bullying/
   Mobbing bei TikTok melden: https://www.tiktok.com/safety/de-de/reporting
   Mobbing bei Snapchat melden: https://values.snap.com/safety/safety-reporting?lang=de-DE
   Mobbing bei WhatsApp melden: https://faq.whatsapp.com/414631957536067/?locale=de_DE
   Mobbing bei YouTube melden: https://support.google.com/youtube/answer/2802268?hl=de
   (https://www.klicksafe.de/cybermobbing#c54525)

3) *Personen über technische Einstellungen blockieren. Bei den meisten Onlineanbietern ist diese Möglichkeit gegeben. Diese Funktion sollte genutzt werden.*
4) *Den eigenen Konten- und Benutzernamen ändern. Nicht bei jedem der großen Chatanbieter wie etwa WhatsApp ist dies zur Zeit möglich, es kann aber davor schützen, auf den entsprechenden Seiten gefunden und somit kontaktiert zu werden.*
5) *Kontaktpersonen im realen Leben aufsuchen (z. B. Eltern, Lehrer, Schulsozialarbeit, Beratungsstellen, Jugendamt). Diese können unterstützen – nichts muss einem peinlich sein.*

6) *Immer Beweise sammeln (Screenshot, SMS aufheben). Beweise sind wichtig, wenn man Anzeige erstatten sollte oder auch um Personen zu zeigen, was einem widerfährt.*
7) *Bei Drohungen, Erpressungen, Verleumdung, Beleidigung oder Nötigung die Vorfälle (Straftaten) der Polizei melden. Dies sollte bei Cybermobbing prinzipiell immer getan werden, gerade auch, wenn Bilder oder Videos gegen den eigenen Willen veröffentlicht werden.*

Wer sich diese Tipps zu Herzen nimmt und sich Hilfe sucht, kann gegen das Cybermobbing vorgehen und ergibt sich nicht den Tätern, sondern setzt sich damit zur Wehr. Zur Wehr setzen bedeutet, aktiv zu sein und die Taten nicht nur passiv hinzunehmen. Durch das Aktivsein wird das „Opfer" handlungsfähig und bestimmt mit, was passiert. Dies gibt Sicherheit.

Als Eltern reagieren
Eltern spielen eine wichtige Rolle, wenn ihr Kind von Cybermobbing betroffen ist. Was sollten Eltern beachten?

1) *Bauen Sie Vertrauen zu Ihrem Kind auf.* Jugendliche wollen in dem Alter häufig selbst entscheiden und es erscheint ihnen peinlich, mit ihren Eltern über Probleme zu reden, geschweige denn ihnen diese überhaupt mitzu-

Mobbing bei den Plattformen melden

Die allermeisten Plattformen bieten die Möglichkeit an, Mobbing und Hassnachrichten zu melden und löschen zu lassen. Hier haben wir Informationen einiger bei Jugendlichen beliebten Plattformen für Sie zusammengetragen.

- Mobbing bei **Instagram** oder **Facebook** melden: https://www.meta.com/de-de/help/policies/safety/report-bullying/
- Mobbing bei **TikTok** melden: https://www.tiktok.com/safety/de-de/reporting
- Mobbing bei **Snapchat** melden: https://values.snap.com/safety/safety-reporting?lang=de-DE
- Mobbing bei **WhatsApp** melden: https://faq.whatsapp.com/414631957536067/?locale=de_DE
- Mobbing bei **YouTube** melden: https://support.google.com/youtube/answer/2802268?hl=de

Abb. 10.3 Überblick über die Möglichkeit, Mobbing bei einem Plattformbetreiber zu melden. (Quelle: kicksafe.de/Medienanstalt Rheinland-Pfalz, mit freundlicher Genehmigung)

teilen. Gegenseitiges Vertrauen ist die Grundlage, um eine Stütze für ihr Kind zu sein.

2) *Beziehen Sie eine klare Position gegen Cybermobbing.* Ihr Kind muss wissen, dass Sie diese Tat als schlimm und grausam empfinden und das Verhalten der Täter vehement ablehnen. Dadurch kann Ihr Kind Sie als Verbündeten ansehen.
3) *Suchen Sie gemeinsam nach passenden Hilfen, suchen Sie Ansprechpartner.* Hier ist es wichtig, dass Eltern und Kinder gemeinsam die Entscheidungen treffen, wer informiert oder um Hilfe gebeten wird. Treffen Sie keine Entscheidungen über den Kopf Ihres Kindes hinweg, da es zu einem Vertrauensverlust führen kann.

Wenn das Cybermobbing in der Schule erfolgt, sprechen Sie mit der Schulleitung. Gleichzeitig sollte professionelle Hilfe für das Kind gesucht werden, sollte es durch das Cybermobbing psychisch belastet sein. Eine Anzeige kann ebenfalls angebracht sein. Dabei ist es aber wichtig, dass das Kind psychisch einigermaßen stabil ist, da es Befragungen und Konfrontationen etc. aushalten können muss.

(vgl. Pieschl und Porsch 2012)

Wie handele ich, wenn ich Cybermobbing in meinem Umfeld erlebe?
Bekommt ein Jugendlicher mit, dass ein anderer, z. B. ein Klassenkamerad, gemobbt wird, stellt sich für den Mitwissenden immer die Frage, wie verhalte ich mich. Dabei gibt es aus meiner Sicht drei Typen, die wir unterscheiden müssen:

1) *Der Mitmachende.* Er gehört nicht dem eigentlichen Täterkreis an, aber lacht mit oder verbreitet Nachrichten weiter, was ihn zu einem Mittäter macht. Diese können Jugendliche sein, die gerne dazugehören wollen und eine Chance sehen, so positiv bei anderen Jugendlichen aufzufallen.

   Diese Jugendlichen sorgen mit ihrem Verhalten häufig dafür, dass das Cybermobbing fortgesetzt wird, da sich die Täter durch sie bestärkt fühlen.
2) *Die Wegguckende*: Das sind die Jugendlichen, die mitbekommen, dass ein anderer Jugendlicher unter Cybermobbing leidet, aber sie ignorieren es. Diese Jugendlichen wollen nicht zu den Tätern gehören und gleichzeitig auch nicht selbst Opfer werden. Daher sehen sie weg und geben oft an, nichts mitbekommen zu haben. Diese Jugendlichen haben häufig selbst Angst, zu Opfern zu werden. Durch ihr Wegsehen sorgen sie aber mit dafür, dass das Cybermobbing fortgesetzt werden kann. Diese Jugendlichen sollten möglichst eine erwachsene Person über das, was sie in Bezug auf

Cybermobbing mitbekommen, informieren. Das kann auch so erfolgen, dass andere Jugendliche es nicht mitbekommen.

3) *Die Helfenden*. Diese Jugendlichen stehen dem Opfer bei und unterstützen es, damit das Cybermobbing endet. Hier gibt es verschiedene Möglichkeiten. Die einen Jugendlichen springen einem Opfer öffentlich zur Seite und sagen den Tätern und Mitwissenden deutlich ihre Meinung. Die anderen sprechen die Opfer alleine an und bieten ihre Hilfe an beim Aufsuchen von erwachsenen Vertrauenspersonen. Beide Wege sind hilfreiche Wege für die Opfer.

Jeder Jugendliche sollte sich überlegen, ob er selbst gerne Opfer wäre und was er sich dann von anderen Jugendlichen wünschen würde. Wollen Jugendliche helfen, trauen es sich aber nicht alleine zu, können sie im Freundeskreis oder der Klasse auch „Verbündete" suchen und so gemeinsam dem Opfer helfen.

10.2 Cybergrooming

Grooming kommt aus dem Englischen und bedeutet so viel wie „Striegeln". In unserem Zusammenhang hier bedeutet es das Annähern der Täter an die Kinder im Internet.

Die Täter nutzen die Unbedarftheit, die Vertrauensseligkeit und das mangelnde Risikobewusstsein von Kindern und Jugendlichen aus. Sie versuchen, ein Vertrauens- und Abhängigkeitsverhältnis aufzubauen. So können sie ihre Opfer kontrollieren und manipulieren.

In einer Befragung der Landesanstalt für Medien in 2024 wurde folgendes festgestellt:

> „Sexuelle Belästigung Minderjähriger im Netz ist keine Seltenheit. 16 Prozent aller Kinder und Jugendlichen wurde bereits im Netz von Erwachsenen zu einer Verabredung aufgefordert. 12 Prozent der Kinder und Jugendlichen wurden von älteren Personen Gegenleistungen versprochen, wenn sie Bilder oder Videos von sich verschicken. Jedes zehnte Kind wurde bereits aufgefordert, sich vor einer Webcam auszuziehen oder die Handykamera anzuschalten, und 11 Prozent aller Kinder haben bereits Nacktbilder zugesendet bekommen." (https://www.klicksafe.de/cybergrooming)

Dazu muss gesagt werden, dass die Dunkelziffer sicherlich deutlich höher liegt, da es vielen Jugendlichen und Kindern unangenehm ist, über Cybergrooming zu reden oder eventuell Erlebnisse zuzugeben.

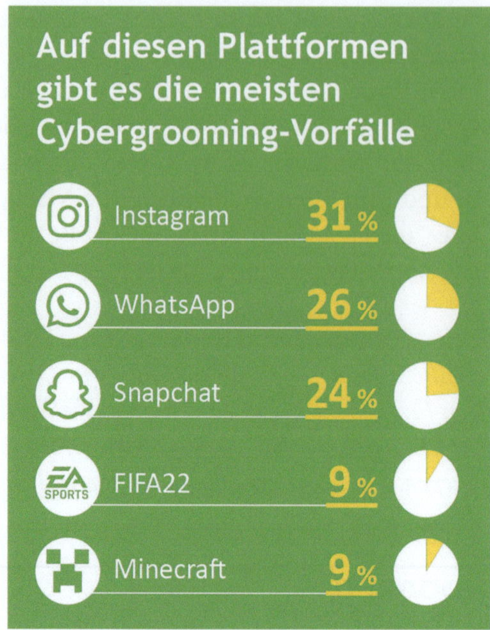

Abb. 10.4 Auf welchen Plattformen gibt es die meisten Fälle von Cybergrooming? (Quelle: kicksafe.de/Medienanstalt Rheinland-Pfalz, mit freundlicher Genehmigung)

An den Zahlen in Abb. 10.4 sehen wir, dass Cybergrooming ein ernstzunehmendes Thema ist. Es kann im schlimmsten Fall zu sexuellem Missbrauch führen und zu einer posttraumatischen Belastungsstörung. Auch ist mir aus der therapeutischen Arbeit bekannt, dass Jugendliche mit solchen Belastungen nur schwer umgehen können, was zu selbstverletzendem Verhalten und auch Suizidgedanken führen kann.

Cybergrooming findet auf den gängigen Plattformen wie TikTok, Instagram, Facebook etc. auf dem Smartphone statt.

Es kann aber auch in Spielen stattfinden, da dort auch häufig über Chats kommuniziert wird.

Meistens wechseln die Täter dann auf andere Plattformen und wollen dort „sicherer" chatten oder die Möglichkeit von Videotelefonaten nutzen.

Was Jugendliche selbst beachten sollten, wird in Abb. 10.5 dargestellt.

Strafrechtlich ist Cybergrooming eine Straftat und fällt unter den sexuellen Missbrauch (§§ 176a und 176b Strafgesetzbuch). Der Paragraf 176a (StGB) stellt den sexuellen Missbrauch von Kindern ohne Körperkontakt mit dem Kind unter Strafe. Strafbar ist es, Minderjährige zu sexuellen Handlungen in der realen und digitalen Welt zu überreden oder ihnen pornografische Inhalte (darunter Nacktbilder) verfügbar zu machen. Bereits der Versuch in allen genannten Fällen ist eine Straftat.

Do's und Don'ts beim Chatten

DO'S

- Das **Gespräch abbrechen**, wenn es sich komisch anfühlt
- Aufdringliche Chatkontakte **melden** oder **blockieren**
- Im Notfall an die **Polizei** wenden (110)

Mehr Tipps für Jugendliche zum Thema Cybergrooming findest du im klicksafe-Flyer „Wehr dich gegen sexualisierte Gewalt im Netz" → **www.klicksafe.de/mmcgibkj**

DON'TS

- Kontaktanfragen von Unbekannten über Messenger **nicht bestätigen**
- Nicht in **privaten** oder **geheimen Chats** mit Fremden chatten.
- **Keine persönlichen Infos**, **Fotos** oder **Videos** rausgeben: Wohnort, Alter, Schule und Vereine sind für Fremde tabu
- **Nicht alleine** mit Menschen treffen, die man nicht offline kennt

Abb. 10.5 Wie sollte ich mich bei unangenehmen oder unangemessenen Chats verhalten? (Quelle: kicksafe.de/Medienanstalt Rheinland-Pfalz, mit freundlicher Genehmigung)

Hier nun einige Tipps für Sie als Eltern. So könnten Sie mit diesem Thema umgehen:

1) Seien Sie im Gespräch mit Ihrem Kind.
   Vielen Kindern ist das Thema Sexualität unangenehm, insbesondere mit ihren Eltern darüber zu sprechen. Machen Sie aber immer deutlich, dass Sie für Ihr Kind da sind und Ihr Kind mit allen Themen zu ihnen kommen kann. Sie sollten keine Angst vor Bestrafungen oder anderen Konsequenzen haben, wenn sie mit Ihnen reden.
2) Wenn Sie Sorge haben, Ihr Kind könnte betroffen sein, bieten Sie ihm anonyme Hilfsangebote an, wie die Nummer gegen Kummer.
3) Erläutern Sie dem Jugendlichen, auf welche Warnzeichen beim Chatten er achten sollte, da Täter manipulativ vorgehen.
   Vorsicht geboten ist, wenn ...

- das Gespräches auf sexuelle Inhalte gelenkt wird,
- Geldgeschenken versprochen werden, z. B. bei Onlinespielen,
- das Senden von Bildern oder Videochat verlangt wird,
- die Person das Gespräch auf einem privaten Kanal weiterführen will,
- wenn ein Treffen in der Realität vorgeschlagen wird.

4) Klären Sie über die Gefahr durch das Senden von Bildern und das Nutzen von Videochats auf.
   Ich weise immer daraufhin: Was einmal im Internet ist, vergisst das Internet nicht. Dies bedeutet, alle Bilder oder Videos können weiterverbreitet oder getauscht werden. Diese Gefahr müssen die Jugendlichen kennen.

5) Wenn sich die Kinder bei einem Kontakt im Internet unwohl fühlen, sollten sie wissen, wie sie diesen Kontakt blockieren und auch dem Betreiber melden können.
6) Stellen Sie die Accounts Ihrer Kinder möglichst sicher ein. Dazu finden Sie Hinweise in diesem Buch.

10.3 Fake News

Heutzutage ist der Begriff „Fake News" in aller Munde.

Aber was bedeutet Fake News? Fake News sind absichtlich falsche und irreführende Neuigkeiten oder Informationen, womit andere Menschen beeinflusst werden sollen. Genutzt wird es z. B., wenn Wahlen anstehen oder im Bereich von Radikalisierung.

Es bestehen mehrere Möglichkeiten, wie Fake News gestaltet werden:

1) Dekontextualisierung bedeutet, dass Bilder, Texte und Videos in falsche Zusammenhänge gestellt werden. Zusätzlich werden wichtige Information einfach weggelassen. Hier werden unter anderem nur bestimmte Ausschnitte aus einem Interview verwendet und in einen falschen Kontext gestellt.
2) Panikmache zielt darauf ab, Angst als eine emotionale Reaktion hervorzurufen. Aber auch Wut und Sorge können ausgelöst werden. Die Menschen reagieren dann emotional und denken über ihre Reaktion nicht mehr nach. Gerade beim Thema Migration war es in letzter Zeit häufig zu sehen.
3) Whataboutismus, leitet sich aus dem Englischen ab und bedeutet „Aber was ist mit …?" Bei dieser Technik wird von dem eigentlichen Thema abgelenkt und auf ein anderes Thema gelenkt. Auf diese Weise vermeiden die User auch, auf schwierige Nachfragen zu antworten, da sie auf ein anderes Thema übergehen.

Fake News zu erkennen ist sehr schwierig und jede Quelle genau zu prüfen ist anstrengend und fast unmöglich.

Wichtig ist hier, präventiv mit Ihrem Schützling zu arbeiten. Jugendlichen hilft es, die oben genannten gängigen Methoden der Manipulation zu kennen und so auch erkennen zu können. Haben Sie das Gefühl, Ihr Kind glaubt bestimmten Falschinformationen, sprechen Sie Ihr Kind an und prüfen Sie mit ihm zusammen, ob vorher genannte Mechanismen eingesetzt wurden. Sie können gemeinsam auch mögliche Quellen prüfen und alternative Berichterstattungen anschauen. So helfen Sie dem Jugendlichen, seine Meinung über eine Berichterstattung zu prüfen.

10.4 Hate Speech

Mit Hate Speech ist die Hetze, Gewalt und Diskriminierung im Internet gemeint. Hate Speech ist mittlerweile zu einem gesellschaftlichen Problem geworden.

Dies tritt auch in der realen Welt auf, aber über das Smartphone ist die Verbreitung leichter und deutlich anonymer. Oft stehen dahinter radikale Gruppen, die diese Möglichkeit für ihre Propaganda nutzen. Es ist schwierig, diese Personen oder Gruppen im Internet zu verfolgen, was diesen Personenkreisen Sicherheit gibt und somit zu einer weiteren Verbreitung beiträgt.

Hate Speech tritt oft auf bei:

- Rassismus
- Antisemitismus
- Sexismus
- Homo- und Transfeindlichkeit

Hate Speech kann eine Straftat sein. Prinzipiell besteht eine Meinungsfreiheit nach unserem Grundgesetz. Aber diese gilt nicht mehr, wenn die Menschenwürde berührt wird, Persönlichkeitsrechte verletzt werden oder herabwürdigend geredet wird.

Dann können folgende Straftaten bestehen:

- Beleidigung nach § 185 Strafgesetzbuch
- Volksverhetzung nach § 130 Strafgesetzbuch

Wenn Ihr Kind von Hate Speech betroffen ist, kann Folgendes getan werden:

- Sich an den Plattformbetreiber wenden und die Löschung des Kommentares beantragen
- Hasskommentare aufbewahren als Beweissicherung
- Rechtliche Schritte überlegen
- Anzeige bei der Polizei erstatten

Zusammenfassung

Cybermobbing und Cybergrooming haben gravierende Auswirkungen auf die betroffenen Personen.

Cybermobbing und Cybergrooming können zu Depressionen und Ängsten führen, aber auch zu selbstverletzendem Verhalten bis hin zu Suizidversuchen oder auch erfolgten Suiziden.

Daher ist es wichtig, schnell und konsequent gegen beides vorzugehen.

Cybermobbing und Cybergrooming sind Straftaten und sollten bei der Polizei angezeigt werden. Wichtig ist, sichere die Beweise.

Haben Jugendliche Kenntnis von Cybermobbing und -grooming: Nicht weggucken!

Es sollte einer Vertrauensperson und das Opfer angesprochen werden, damit die Person weiß „Ich bin nicht alleine".

Mobbingtäter sind meist nur in der Gruppe stark und suchen sich einen Betroffenen aus. Ist dieser aber nicht mehr alleine und hat Unterstützung, kann es dazu führen, dass das Mobbing aufgegeben wird. Ein Opfer von Mobbing kann sich dem Mobbing nur schwer entziehen, da Cybermoobing online stattfindet.

Beim Cybergrooming sind es meist Einzeltäter und diese kann man blockieren oder dem Plattformbetreiber melden. Ebenso kann man Cybermobbing und auch Hate Speech beim Plattformbetreiber melden.

Bezüglich Hate Speech und Fake News ist ein präventives Arbeiten sehr wichtig. Je besser Jugendliche aufgeklärt sind, desto eher können sie dies erkennen und sich eine bessere eigene Meinung bilden.

Literatur

Weigend, T. (2019). StGB – Strafgesetzbuch. München: dtv- Verlag

Weiterführende Literatur

www.klicksafe.de
http://www.cybermobbing-hilfe.de
https://www.buendnis-gegen-cybermobbing.de/hilfe/hilfe.html
https://www.juuuport.de/beratung
Klicksafe (2018). Ratgeber Cybermobbing. Informationen für Eltern, Pädagogen, Betroffene und andere Interessierte. Düsseldorf: Landesanstalt für Medien NRW
Pieschl & Porsch (2012). Schluss mit Cybermobbing. Weinheim Basel: Beltz Verlag

11

Was können Eltern bzw. Bezugspersonen tun?

Bisher haben Sie gelernt, was für den Gebrauch der Mobiltelefone spricht und was dagegen, welche psychischen Erkrankungen eine Folge seien können und welche Inhalte bei der Smartphonenutzung gefährlich werden könnten. Nun wollen wir uns damit beschäftigen, was Sie als Bezugsperson bzw. Eltern tun können, wenn Ihr Kind das Handy zu viel nutzt und wann Sie sich Sorgen machen sollten. Ein Hinweis sei mir gestattet: Ich kann Ihnen keine Sicherheit geben, dass die Tipps, welche Sie erhalten, bei Ihrem Kind helfen. Aber aus meiner jahrelangen Erfahrung heraus sind dies hilfreiche Ideen im Umgang mit einem Kind, das von einer Smartphonesucht bedroht oder schon betroffen ist.

11.1 Anzeichen einer möglichen Sucht

Wie in Kap. 4 bereits erläutert wurde, können folgende Anzeichen auf eine mögliche Sucht hinweisen:

1) Das Smartphone hat einen herausragenden Stellenwert im Leben des Jugendlichen.
2) Es besteht eine exzessive Nutzung mit mehr als 30 h wöchentlich.
3) Entzugssymptome treten bei Konsumverhinderung auf.
4) Es besteht ein Kontrollverlust, das heißt, der Jugendliche hat keine Kontrolle mehr über seine Nutzungszeit.

F. Bredt, *Kinder und Smartphones*, https://doi.org/10.1007/978-3-662-71089-0_11

5) Eine Toleranz entwickelt sich. Toleranz bedeutet, dass das Kind das Handy immer mehr nutzen muss, um den gleichen positiven Effekt wie zu Beginn zu erreichen.
6) Das Interesse an sonstigen Aktivitäten geht verloren, Hobbys werden nicht mehr ausgeübt.
7) Das Smartphone wird trotz negativer Konsequenzen weitergenutzt. Negative Konsequenzen können sein: Probleme in der Schule, Streitigkeiten mit Eltern, sozialer Rückzug, Schulden …
8) Das Nutzungsausmaß wird verheimlicht. Das Kind spielt die Nutzungszeiten herunter und versucht, dass diese keiner mitbekommt.
9) Das Handy dient der Emotionsregulation. Der Nutzer hat Schwierigkeiten, mit seinen eigenen Emotionen angemessen umzugehen und kann Wut, Trauer, Angst und weitere Emotionen über die Nutzung des Smartphones regulieren.
10) Wichtige zwischenmenschliche Beziehungen können zerbrechen. Durch den Rückzug in die Medienwelt werden reale soziale Kontakte reduziert oder teilweise gar nicht mehr erlebt. Freundschaften gehen in die Brüche, weil sich die Jugendlichen nicht mehr „live" sehen, sondern nur noch virtuell unterwegs sind. Die „virtuellen" Freunde gewinnen dann an Bedeutung, die „realen" Freunde verlieren an Bedeutung.

Wichtig ist hier nun, dass nicht alle Punkte zutreffen müssen, um von einer Sucht oder einer Suchtentwicklung zu sprechen. Sollten Sie als Eltern mehrere Punkte bei Ihrem Kind wiederfinden und sich Sorgen machen, suchen Sie eine Beratungsstelle auf und prüfen gemeinsam mit einer Fachperson, wie gefährdet Ihr Kind ist. Danach können weitere Empfehlungen gegeben werden.

11.2 Sucht ist eine Krankheit – Umgang mit Enttäuschungen

Gehen wir nun davon aus, dass der Jugendliche eine Abhängigkeit von dem Smartphone hat. Abhängigkeit ist ein Synonym für Sucht. Also ist Ihr Kind erkrankt. Bei Erkrankungen ist es so, dass diese (wir reden hier von psychischen Erkrankungen) nicht einfach so weggehen, wie z. B. ein Schnupfen oder eine Grippe.

Eine Sucht zu überwinden ist sehr schwierig und kann meist nur durch professionelle Unterstützung gelingen. Die größte Schwierigkeit beim Handy ist, dass ein kompletter Entzug davon auf Dauer nicht realistisch ist, da wir auf das Gerät angewiesen sind. Ohne Smartphone wären wir heute sozial tot, könnte überspitzt gesagt werden.

Daher geht es um das Lernen eines angemessenen Umgangs mit dem Mobiltelefon. Ein angemessener Umgang, da kein kompletter Entzug möglich ist, birgt natürlich das Risiko von Rückfällen. Von einem Rückfall sprechen wir, wenn eine Person ein Suchtverhalten überwunden hat und nicht mehr süchtig ist, aber dann wieder das Suchtmittel, hier das Handy, übermäßig und unangemessen nutzt.

Damit müssen Sie als Eltern leider leben. Es wird immer wieder Situationen geben, in denen Ihr Kind das Handy übermäßig viel oder auch unangemessen nutzt. Wichtig ist, den Jugendlichen darauf hinzuweisen und mit ihm zu reflektieren, warum die übermäßige Nutzung des Handys passiert. Im Anschluss sollte erarbeitet werden, wie er solch ein Verhalten beim nächsten Mal vermeiden kann. Hier sollte die betroffene Person professionelle Unterstützung haben, um solche Rückfälle aufzuarbeiten. Die Aufarbeitung von Rückfällen führt dazu, dass es langfristig zu weniger bis gar keinen Rückfällen kommt, da der Jugendliche seine eigenen Risikosituationen kennen und einschätzen lernt und daraus folgend Ideen entwickeln kann, wie er weitere Rückfälle vermeiden kann.

Ja, Sie werden Enttäuschungen erleben. Teilen Sie Ihrem Kind ehrlich und offen mit, wie es Ihnen mit den Situationen geht, ohne Vorwürfe zu machen. Motivieren Sie es, Hilfe anzunehmen und bieten Sie auch Ihre Unterstützung an. Reagieren Sie nicht mit übertriebenen Konsequenzen und drohen Sie nicht mit Konsequenzen, die nicht umsetzbar sind. Mögliche Konsequenzen sind natürlich auch abhängig vom Alter Ihres Schützlings. Zeigen Sie ein ausreichendes Maß an Verständnis, ohne das Verhalten gutzuheißen.

11.3 Eltern als Vorbild

Eltern sollten Vorbild sein, das liegt mir am Herzen. Ich weiß, wie schwierig es ist, selbst einen angemessenen Umgang mit dem Handy zu finden und auch ich sehe sicherlich vor den Kindern zu häufig auf dieses Gerät. Schon kleinste Kinder erleben ihre Eltern im Umgang mit den Smartphones und ahmen uns nach. So wissen schon Kleinkinder genau, wie sie ein Handy halten oder dass sie auf das Display drücken müssen.

Je älter die Kinder werden, desto mehr nehmen sie das Verhalten ihrer Eltern auch wahr. Sie wollen dann auch das Handy nutzen und häufig erlebe ich, dass auch schon Grundschulkinder die Mobiltelefone ihrer Eltern nutzen dürfen.

Fallbeispiel

Ein Patient von mir, 8 Jahre alt, kam während der Corona-Zeit wegen Ängsten zu mir in Behandlung. Während der Therapiegespräche mit dem Patienten und der Kindsmutter stellte sich heraus, dass er das Handy übermäßig viel nutzte. Er spielte darauf viele Stunden lang am Tag und ließ sich kaum begrenzen. Bei Begrenzung wurde er aggressiv und häufig erlaubten die Eltern dann die weitere Nutzung des Smartphones.

In der Therapie reflektierte ich das Berichtete mit der Kindsmutter. Diese berichtete über ihren Handykonsum und den des Kindsvaters. Beide kannten selbst keine Grenzen und hatten eine Bildschirmzeit von vielen Stunden täglich. Wir erarbeiteten, dass Sie eine Vorbildfunktion als Eltern haben und reflektierten das eigene Konsumverhalten. Die Eltern änderten ihr Verhalten und somit erlebte das Kind einen anderen Umgang mit dem Smartphone. Unter anderem durch das veränderte Verhalten der Eltern änderte das Kind auch sein Verhalten und wurde wieder aktiver und nutzte das Handy deutlich weniger.

Daran sehen wir, dass die Vorbildfunktion der Eltern sehr wichtig ist, da ihr Verhalten eine große Auswirkung auf das Verhalten des Kindes hat.

Ändern Sie Ihr eigenes Nutzungsverhalten, wenn notwendig! Dann sind die Chancen für eine angemessene Handynutzung bei Ihrem Kind deutlich größer.

11.4 Reflexion der eigenen Smartphonenutzung

Kehren Sie einmal in sich und reflektieren Ihren eigenen Handykonsum. Mir ist bewusst, dass die Reflexion des eigenen Handykonsums nicht einfach ist und jeder ungern auf sich selbst schaut. Es fällt nicht leicht, einzusehen, dass wir ein nicht angemessenes Verhalten zeigen. Aber im Sinne der Kinder müssen wir Erwachsenen uns mit unserem eigenen Konsum auseinandersetzen. Dazu können unter anderem folgende Fragen dienen:

Wie oft sehen Sie auf das Handy? Wie oft davon war es wirklich notwendig? Müssen Sie alles auf dem Smartphone machen, was Sie dort machen? Gibt es handyfreie Zeiten? Wie geht es Ihnen, wenn das Internet auf dem Mobiltelefon nicht geht oder der Akku leer ist?

Wie geht es Ihnen, wenn Sie Ihr Handy mal vergessen haben?

Anhand dieser Fragen können Sie selbst sehen, wie wichtig Ihnen das Smartphone ist.

Sollten Sie bei sich selbst eine problematische Handynutzung sehen, beginnen Sie mit Veränderungen zunächst bei sich selbst. Planen Sie z. B. handyfreie Zeiten, begrenzen Sie auch bei sich Apps zeitlich und nehmen Sie Ihre Kinder ernst, wenn diese sagen, „Mama/Papa, warum guckt ihr immer auf das Handy?“

Fallbeispiel

Eine Patientin von mir berichtete über die Kommunikation zu Hause. Die Familie lebte in einem Haus über zwei Etagen. Unten war der Ess- und Wohnbereich. Oben waren die Schlafzimmer und Kinderzimmer. Die Jugendliche hielt sich viel im Zimmer auf. Wenn die Kindsmutter das Essen fertig hatte, schrieb sie ihrer Tochter eine WhatsApp, sie solle bitte zum Essen kommen. Sie wurde nicht persönlich gerufen oder geholt.

In diesem Fall reflektierten wir den Handykonsum der Kindsmutter und die innerfamiliäre Kommunikation.

Da alle bereit waren, etwas zu verändern, konnte die Kommunikation verbessert werden und der Handykonsum wurde reduziert.

11.5 Bleiben Sie entspannt – Suchen Sie Hilfe

„Entspannt bleiben“ klingt so einfach, aber ist doch so schwierig.

Bleiben Sie entspannt! Wie kann solch ein Verhalten erwartet werden, wenn mein Kind eine Sucht entwickelt oder entwickelt hat?

Eine Gegenfrage: „Was bringt es Ihnen, wenn Sie sich aufregen und überreagieren?“ Je mehr Konflikte Sie mit Ihrem Kind haben, desto weniger wird sich Ihr Kind öffnen und Hilfe annehmen.

Bleiben Sie entspannt! Bewahren Sie die Ruhe! Das heißt nicht, dass der Jugendliche machen darf, was er möchte.

Reden Sie in einem ruhigen Ton mit Ihrem Kind. Versuchen Sie die Handynutzung und den Sinn dahinter zu verstehen. Akzeptieren Sie, dass Veränderungen Zeit brauchen und nehmen Sie Hilfe in Anspruch.

Häufig ist die Situation zu Hause schon so verfahren, dass Sie als Eltern alleine keine Chance haben, die Situation zu verbessern. Suchen Sie sich selbst Hilfe. Sie können sich z. B. an eine Suchtberatungsstelle wenden und Hilfe und Unterstützung im Umgang mit Ihrem Kind erhalten. Auch kann der Jugendliche selbst eingebunden und unterstützt/beraten werden. Häufig habe ich es als hilfreich erlebt, wenn ich als dritte Person Ideen für Veränderungen in die Familie gebracht habe. Diese werden eher akzeptiert, als wenn sie von einer Person aus der Familie geäußert werden.

Fallbeispiel

Ein Jugendlicher mit einem übermäßigen Handykonsum war bei mir in Behandlung. Er wusste selbst, dass seine Bildschirmzeit (Zeit am Handy) zu hoch war. Auch seine Eltern wussten davon. Sie versuchten ihn daraufhin zu begrenzen und drohten mit Smartphoneentzug. Die Drohung führte immer wieder zu Konflikten zu Hause und alle Beteiligten konnten über dieses Thema nicht mehr ruhig reden.

In einem Familiengespräch bei mir in der Therapie wurde das Thema dann von den Eltern angesprochen. Bei dem Jugendlichen war sofort eine Abwehrhaltung zu erkennen. Durch mich als neutrale Person konnte das Gespräch auf eine sachliche Ebene gelenkt werden und die Eltern konnten entspannt bleiben. Wir erarbeiteten zunächst allgemeingültige Regeln für die Smartphonenutzung zu Hause. Es hatte den Vorteil, dass auch die Eltern ihre Handynutzung änderten und so der Jugendliche eine höhere Motivation hatte, auch Veränderungen vorzunehmen.

11.6 Zeigen Sie Interesse

Was macht Ihr Kind eigentlich am Handy? Haben Sie sich diese Frage schon einmal gestellt oder Ihr Kind danach gefragt?

Aus fachlicher Sicht ist es wichtig, sich damit zu beschäftigen, was der Jugendliche an dem und mit dem Smartphone macht. Wir haben ja schon gesehen, dass die Nutzung der Geräte mit einem Risiko verbunden ist.

Interesse zeigen heißt nicht automatisch kontrollieren. Zum Thema Kontrolle kommen wir später noch.

Interesse zeigen heißt nachzufragen: „Was machst Du am Handy?" „Mit wem hast Du Kontakt?", „Welche Apps nutzt Du?", „Welche Spiele spielst Du?". Lassen Sie sich von Ihrem Kind etwas erklären! Dann fühlt sich der Jugendliche als Experte und erklärt ihnen meist gerne, was er am Smartphone so macht. Seien Sie aber auch als Eltern offen und teilen Sie mit Ihrem Kind, was Sie am Mobiltelefon so machen. Vielleicht gibt es ja auch Gemeinsamkeiten, von denen Sie vorher nichts wussten.

In meiner Arbeit habe ich immer wieder festgestellt, dass die Jugendlichen die Experten für neue Spiele und Apps auf dem Handy sind. Ich frage in der Therapie häufig, was sie so am Smartphone machen und lasse mir Spiele und Apps erklären. Dadurch komme ich in einen guten Kontakt mit dem Patienten und er fühlt sich wertgeschätzt, weil er der „Experte" ist und jemand Interesse für ihn und sein Tun hat.

Fallbeispiel

Ein Patient berichtet von seinem Handykonsum und dass er gerne Spiele auf dem Gerät spielt. Ich fragte interessiert, was er so spielt und er erwähnte das Roblox.

Ich fragte nach, wie Roblox funktioniere und warum es so faszinierend für ihn sei. Der Jugendliche erläuterte mir, es gebe in diesem Spiel sehr viele „Mini-Spiele", die Nutzer auch selbst auf der Plattform entwickeln könnten. Durch die immer neuen „Mini-Spiele" in dem eigentlichen Spiel Roblox würde es nie langweilig.

Während er dies erklärte, wirkte der Patient deutlich selbstbewusster und offener. Er fühlte sich durch mich als Therapeut ernst genommen. Auf diese Weise konnte unter anderem das Gespräch zu einer guten therapeutischen Beziehung beitragen.

11.7 Seien Sie klar und deutlich

Kinder und Jugendliche benötigen Eltern, an denen sie sich orientieren können. Bezugspersonen, die in ihrer Haltung unklar und schwammig sind, können ihren Kindern bei einem angemessenen Umgang mit dem Handy kaum helfen.

Wenn wir als Erwachsene eine klare Haltung bei dem Thema Smartphones haben, sind wir in der Lage, als Vorbild zu dienen. Das Kind kann so auch selbst eine klare Haltung zum Mobiltelefon entwickeln.

Seien Sie klar und deutlich in Bezug auf Nutzungszeiten und auch handyfreie Zeiten. Seien Sie klar und deutlich bei den Apps und Spielen, die Ihr Kind nutzen darf oder auch nicht. Seien Sie klar und deutlich bei Regelüberschreitungen, was die Konsequenzen angeht. Seien Sie klar und deutlich bei Änderungen von Absprachen.

Alle Absprachen können Sie z. B. in einen Handynutzungsvertrag schreiben, den Sie am besten gemeinsam erarbeiten (je nach Alter kann das Kind mehr oder weniger involviert werden). Solch einen beispielhaften Nutzungsvertrag finden Sie im Anhang.

Wichtig ist: Natürlich darf es Ausnahmen geben, wenn es Ausnahmen bleiben. Beispielsweise kann ein Kind an einem schulfreien Tag auch einmal mehr das Handy nutzen, wenn daraus nicht direkt eine neue Regel wird.

Fallbeispiel

Ein Jugendlicher scheint aus Sicht seiner Eltern das Handy übermäßig viel zu nutzen. Die Bildschirmzeit auf dem Handy des Betroffen spricht dafür.

Gemeinsam mit den Eltern und dem Jugendlichen erarbeiteten wir einen Handynutzungsvertrag. Dabei waren dem Jugendlichen allgemeingültige Regeln für alle Familienmitglieder wichtig und wurden mit aufgenommen. Genauso machten die Eltern deutlich, wie sie die Handynutzung gerne hätten und welche Regeln für sie wichtig seien. Die Eltern konnten hier eine klare und deutliche Haltung zeigen und sich auch auf für sie gültige Regeln einlassen (z. B. kein Smartphone beim Essen oder bei Gesprächen bzw. gemeinsamen Aktivitäten).

Durch diese Klarheit und Deutlichkeit konnte sich der Jugendliche auf den Vertrag einlassen.

11.8 Alternativen anbieten

Alternativen anbieten klingt einfach, aber es ist sehr schwierig.

Warum ist es so schwierig? Die Problematik ist, dass Handyapps und Handyspiele einen hohen Suchtfaktor haben. Durch ausgeklügelte Belohnungssysteme bei Spielen und recht kurzweiligen Videos z. B. bei Apps wird der Drang, diese zu konsumieren, immer größer. Wenn das Belohnungssystem in unserem Gehirn so aktiviert wird, profitieren die Jugendlichen davon. Dopamin wird ausgeschüttet, was Glücksgefühle auslöst.

Eine Alternative zu finden, die den gleichen Effekt hat, ist sehr schwierig. Daher darf es nicht darum gehen, genau den gleichen Effekt mit einer Alternative erreichen zu müssen. Die Kinder sollen wieder alternative Beschäftigungsmöglichkeiten im Alltag für sich entdecken. Dabei hat sich bewährt, auf früher positive Freizeitbeschäftigungen zurückzugreifen. Meist hatten die Jugendlichen andere Freizeitaktivitäten, die ihnen Spaß machten. Durch die übermäßige Nutzung des Mobiltelefons sind diese Interessen in den Hintergrund gerückt. Die Chancen sind gut, wenn Aktivitäten wieder reaktiviert werden können.

Es besteht aber auch die Möglichkeit, neue positive Beschäftigungen zu finden und auszuprobieren. Ausprobieren ist ein wichtiger Punkt, da keiner sagen kann, welche Alternative gut wirkt.

Wichtig ist, dass die Eltern dabei an einem Strang ziehen und machbare Alternativen entwickeln. Es geht nicht um eine Bespaßung des Kindes. Eltern sind keine Animateure. Es geht um eine sinnvolle Freizeitgestaltung. Es können z. B. Familienzeiten festgelegt werden. Das zeigt dem Kind, dass Interesse an ihm besteht und das Familienleben wichtig ist.

Mögliche positive Beschäftigungen können sein:

- Sport machen
- Freunde treffen
- Lesen

- Musik hören
- Malen/Zeichnen
- Kinobesuch
- Spazieren gehen
- Schwimmen gehen
- Backen
- U. v. m.

11.9 Kann ich mein Kind schützen? Und wenn ja, wie?

Die gute Nachricht ist: Ja, das können Sie.

Dafür ist es wichtig, dass Sie von Beginn an, mit dem ersten Tag, an dem Ihr Kind ein eigenes Smartphone hat, klare Regeln aufstellen und regelmäßig über die Nutzung sprechen und sich zeigen lassen, was Ihr Kind dort macht.

So entsteht von Beginn an eine vertrauensvolle Beziehung und die Regeln sind klar.

Der Jugendliche kann sich so eher gegenüber seinen Eltern öffnen und das Handy wird nicht zu einem Tabuthema. Sprechen Sie wie selbstverständlich über die Nutzung des Smartphones und lassen Sie sich auch zwischendurch zeigen und erklären, was Ihr Kind dort tut.

Ein weiterer wichtiger Punkt ist: Stellen Sie das Mobiltelefon kindgerecht ein. Nutzen Sie die Familienfreigabe und Sie haben so den Überblick, was Ihr Schützling am Handy macht. Auch haben Sie die Kontrolle über die Nutzungszeit.

Auf diese Weise kann Ihr Kind nur Apps und Spiele nutzen, die Sie freigeben und es kann auch keine weiteren Apps ohne Ihr Einverständnis herunterladen. Auch sind Sie in der Lage, die Nutzungsdauer pro Tag zu bestimmen oder spezielle Apps zu sperren oder zur Nutzung freizugeben. Zum Beispiel erlauben viele Eltern den Kindern, durchgehend anrufen zu können und SMS zu schreiben, aber WhatsApp, Instagram oder Spiele werden zeitlich begrenzt.

Auf die kindgerechten Einstellungen gehe ich in Kap. 14 noch genauer ein.

Do's

- Sprechen Sie die Beobachtungen, die Ihnen Sorgen machen, offen an und lassen Sie sich nicht irritieren, wenn Ihr Kind dies zunächst anders sieht und in eine Abwehrhaltung geht.

- Zeigen Sie Interesse an dem, was Ihr Kind online tut. Lassen Sie sich die Plattformen, Spiele und Apps, die Ihr Kind nutzt, zeigen. Seien Sie im Gespräch mit Ihrem Schützling, was er online macht und welche Erfahrungen damit zusammenhängen.
- Sprechen Sie mit dem Jugendlichen zu einem Zeitpunkt, wo er das Smartphone gerade mal nicht nutzt. Mit einer betroffenen Person zu sprechen, wenn diese gerade ihr Suchtverhalten ausübt, wird wenig Erfolg haben.
- Versuchen Sie, die Funktion der massiven Game-, Social-Media- oder Streaming-Nutzung, die sie für die Person hat, zu verstehen. Ihr Kind sollte Ihnen zunächst erläutern dürfen, warum ihm die Nutzung wichtig ist, bevor man auf vorsichtige Weise konfrontativ wird.
- Versuchen Sie einfühlsam vorzugehen, sodass die betroffene Person dazu angeregt wird, selbst über die (kurz- und langfristigen) Vor- und Nachteile ihres übermäßigen Nutzungsverhaltens nachzudenken. Der Weg zur Einsicht des Problems wird durch ein empathisches Vorgehen erleichtert und die Entwicklung von Eigenmotivation zur Veränderung gefördert.
- Sagen Sie Ihrem Kind, wie es Ihnen selbst mit der Situation geht und welche Emotionen bei Ihnen diesbezüglich eine Rolle spielen (z. B. das Vermissen von Kontakt mit der betroffenen Person, ihre Enttäuschung wegen nicht eingehaltenen Versprechungen etc.). Sagen Sie auch, was Sie sich von der Person wünschen und formulieren Sie Ich-Botschaften („Ich wünsche mir …,“).
- Suchen Sie für sich selbst Gesprächspartner, denen Sie Ihre Sorgen mitteilen können und die Sie um eine weitere Meinung bitten können, z. B. bei einer Suchtberatungsstelle.
- Bieten Sie Ihrem Kind an, gemeinsam zu einer Suchtberatungsstelle oder zu einem Therapeuten zu gehen.

Sie können nicht das Verhalten der betroffenen Person ändern, das kann diese nur selbst tun.

Dont's

- Vermeiden Sie nach Möglichkeit alles, was die Aufrechterhaltung des Verhaltens erleichtert, z. B. mehr Handyzeit erlauben, Regeln selbst nicht beachten, weggucken.
- Übernehmen Sie keine Verpflichtungen der betroffenen Person („… weil er/sie es doch eh wieder vergisst, weil es sonst Ärger gibt.“), z. B. machen Sie keine Hausaufgaben für Ihr Kind oder entschuldigen Sie es für die Schule, weil es nachts nicht geschlafen hat und am Handy gezockt hat.

- Versorgen Sie Ihren Schützling nicht mit Essen im Zimmer, wenn es sich mit dem Smartphone beschäftigt. Kein Smartphone bei den Mahlzeiten!
- Sprechen Sie keine Verbote gegen den Willen der betroffenen Person aus. Diese Verbote haben keine Wirkung.
- Sprechen Sie keine Drohungen aus, die Sie nicht einhalten können! Angekündigte Konsequenzen sollten IMMER eingehalten werden. Überlegen Sie sich besser bereits im Vorfeld, welche logische Konsequenz aus einem Fehlverhalten folgen sollte, z. B. wenn die Handyzeit überzogen wird, wird die Handyzeit am Folgetag um die überzogene Zeit reduziert.
- Nutzen Sie Medienzeiten nicht als Belohnung, Bestrafung oder zur Beruhigung. Dadurch bekommt der Computer oder das Smartphone einen zu hohen Stellenwert für die betroffene Person.

Zusammenfassung

In diesem Kapitel erhalten Sie als Eltern erst einmal eine Idee, wann wir von einer Sucht sprechen und was Anzeichen dafür sind und Sie können prüfen, ob Sie Anzeichen bei Ihrem Kind sehen. Auch wenn Sie keine Sucht bei Ihrem Kind vermuten, enthält das Kapitel wichtige Tipps für einen besseren Umgang mit dem Smartphone.

Sie bekommen eine Idee, wie Sie mit Enttäuschungen umgehen können und wie wichtig auch Ihre Vorbildfunktion ist.

Es ist wichtig, dass Sie Interesse zeigen, was Ihr Kind am Smartphone so macht, da das Verstehen hilft, adäquate Unterstützung anzubieten, und Ihr Kind wird mehr mit Ihnen darüber reden, was es am Handy macht, wenn es den Eindruck hat, Sie interessieren sich.

Do´s und Dont´s werden benannt. Dabei handelt es sich um Tipps, was Sie tun und was Sie vermeiden sollten.

Weiterführende Literatur

Bundespsychotherapeutenkammer (2020). Elternratgeber Internet. Berlin

Eichenberg Ch. & Auersperg F. (2018). Chancen und Risiken digitaler Medien für Kinder und Jugendliche – Ein Ratgeber für Eltern und Pädagogen. Göttingen: Hogrefe

Fröhlich, J. et al. (2023). Medienkonsum von Kindern und Jugendlichen: Risiken und Chancen. Stuttgart: Schattauer

www.klicksafe.de

12

Was kann ich selbst tun? – Tipps für Betroffene

Die meisten Jugendlichen werden von Eltern, Lehrern etc. auf einen möglichen übermäßigen Handykonsum angesprochen, wenn es zu Schwierigkeiten, z. B. in der Schule, der Familie oder Freizeit, kommt. Die erste Reaktion ist häufig die Verneinung eines problematischen Smartphonegebrauchs durch den Jugendlichen. Das kann als „Schutzmechanismus" gesehen werden. Keiner gibt gerne zu, dass er ein süchtiges Verhalten zeigt, da er die Reaktionen und Konsequenzen seines Umfelds im ersten Moment nicht einschätzen kann. Daher empfiehlt es sich, einen ersten Selbsttest zu machen: https://www.mediensuchthilfe.info/unserefrageboegen/. Auf dieser Seite gibt es Fragebögen für Betroffene und für Eltern. Auch gibt es Fragebögen für Gaming-Sucht, Socialmedia-Sucht und Streaming-Sucht. Diese Tests können erste Hinweise auf ein süchtiges Verhalten geben. Die Tests können ein erster Schritt in die Problemeinsicht sein. Das Wissen um die Existenz einer möglichen Suchtproblematik ist auch schon der erste Schritt in Richtung Ausweg aus der Sucht oder aus einer Suchtentwicklung. Sollte einer der Tests auf ein problematisches Verhalten hinweisen, wäre es zu empfehlen, sich professionelle Hilfe zu suchen. Eine Suchtberatungsstelle wäre eine gute erste Anlaufstelle. Dort kann eine erste Beratung anonym und unter der Schweigepflicht erfolgen. Manchmal ist die Hürde, von einem süchtigen Verhalten zu sprechen, bei einem telefonischen Erstgespräch leichter zu überwinden und schon einmal hilfreich, bevor eine Beratungsstelle aufgesucht wird.

Wohin sich Jugendliche wenden können, wird in einem weiteren Kapitel ausgeführt. Hier möchte ich zunächst einige Soforthilfemaßnahmen erläutern, die jeder Jugendliche zunächst für sich anwenden kann, um seinen Handykonsum zu reduzieren und auf ein angemessenes Maß zu bringen.

F. Bredt, *Kinder und Smartphones*, https://doi.org/10.1007/978-3-662-71089-0_12

Erst einmal sollte sich der Jugendliche mit dem Smartphone und dessen Abhängigkeitspotenzial auseinandersetzen, um die Wirkung und die Folgen verstehen zu können. Im nächsten Schritt werden die Ziele der Jugendlichen betrachtet und ob diese mit dem aktuellen Konsum des Mobiltelefons erreichbar sind. Häufig schließen sich persönliche Ziele und die süchtige Smartphonenutzung aus.

Ich erläutere dies an einem Beispiel

Ein vom Handy abhängiger Heranwachsender schafft es Nicht, regelmäßig in die Schule zu gehen, da er nachts aufgrund seines Handykonsums nicht ausreichend schlafen kann. Er lernt auch nicht mehr für die Schule. Die Fehlzeiten steigen an, die Noten werden schlechter und die Versetzung ist gefährdet. Nun ist sein Ziel aber, sein Abitur zu machen, da er studieren möchte. Hier besteht eine Diskrepanz zwischen aktuellem Verhalten und dem Ziel. Solch eine Diskrepanz kann mit dem Jugendlichen erarbeitet werden und kann zu einer Veränderungsmotivation führen.

Damit Jugendliche ihre Ziele und die damit verbundenen Gründe, mit der Suchtmitteleinnahme aufzuhören, sich immer wieder vor Augen führen können, sollten ein Notfallplan und eine Notfallkarte erstellt werden (siehe Anhang). Dies hilft, wenn Suchtdruck entsteht und der Jugendliche im ersten Moment nicht weiß, was er tun soll. Er kann sich dann die Notfallkarte oder den Notfallplan zur Hand nehmen und eine für ihn hilfreiche Maßnahme heraussuchen. Auf diesen Blättern werden auch mögliche Ansprechpartner und „erste Hilfemaßnahmen" notiert. Um konstant einen angemessenen Handygebrauch zu haben und nicht wieder in die Sucht zu verfallen, können die folgenden sechs Soforthilfemaßnahmen helfen:

1) Ich erinnere mich daran, warum ich dem übermäßigen Verlangen widerstehen will (z. B. Notfallkarte und Notfallplan nutzen). Meine eigenen Ziele sind mir bewusst und ich weiß, wie sich ein suchthafter Konsum des Mobiltelefons kurzfristig und langfristig darauf auswirken kann.
2) Ich lenke mich ab, wenn ich mit den Gedanken nur noch beim Handy bin und überlege, was ich alternativ tun kann. Fallen mir keine Alternativen ein, kann das Arbeitsblatt Nr. 3 helfen.
3) Ich führe Achtsamkeits- oder Entspannungsübungen durch, z. B. PMR (progressive Muskelentspannung), autogenes Training oder ich höre Entspannungsmusik. Das entspannt nicht nur, sondern stärkt auch die Abwehrkräfte gegen den Sog, den das Handy immer noch ausübt. Gute Anleitungen und Musik für die Übungen findet ihr dazu auf www.youtube.de oder ihr fragt euren Suchtberater oder Therapeuten.

4) Ich reagiere mich körperlich ab. Sportliche Aktivitäten helfen gut gegen Suchtdruck. Auf der einen Seite verausgabe ich mich und lenke mich dadurch ab. Auf der anderen Seite ist bekannt, dass Sport auch Dopamin (Glückshormon) freisetzt. Dies führt zu einem positiven Gefühl, auch ohne das Smartphone. Sportliche Aktivitäten mit anderen fördern auch die soziale Verbundenheit mit realen Personen.
5) Ich führe positive Selbstgespräche. Dabei ist es wichtig, sich die eigenen Fähigkeiten und positiven Eigenschaften vor Augen zu führen. Es werden Situationen in Gedanken aufgesucht, die ohne ein Mobiltelefon guttaten. Positive Selbstgespräche stärken das Selbstwertgefühl.
6) Ich wende den Gedankenstopp an. Mit dieser Technik werden negative Gedankenschleifen sofort und effektiv unterbrochen. Male Dir vor Deinem inneren Auge ein rotes STOPP-Schild aus. Versuche wirklich intensiv an das Stopp-Schild zu denken und sage dazu auch laut „STOPP!" oder sage in Gedanken „STOPP!"

Du wirst feststellen, dass sich Deine Gedanken für den Moment tatsächlich stoppen lassen. Damit die negativen Gedanken aber nicht sofort zurückkommen, solltest Du Dich im Anschluss einer Aktivität zuwenden, die Dich auf neue Gedanken bringt.

Durch diese Maßnahmen können Jugendliche erste eigene Schritte hin zu einem suchtmittelfreien Leben machen. Dies kann keine professionelle Hilfe ersetzen, die bei einer Abhängigkeit von einem Handy dringend erforderlich wäre.

Wenn Du zu viel Zeit am Smartphone verbringst, könnten folgende Tipps helfen, Deine Bildschirmzeit zu reduzieren

- Nutze eine Armbanduhr (keine Smartwatch), anstatt die Uhr des Smartphones zu nutzen und schaffe Dir einen richtigen Wecker an. So schaust Du abends und morgens nicht direkt auf das Handy.
- Lege für Dich feste Zeiten am Tag fest, an denen Du zockst oder in den sozialen Medien unterwegs bist. Teile anderen Personen die Zeiten mit, damit sie wissen, wann Du erreichbar bist.
- Finde für Dich heraus, bei welchen Apps und Spielen das Abschalten schwerfällt und bei welchen leichter. So kannst Du lernen, Dich selbst zu regulieren und abhängig machende Spiele zu vermeiden.
- Aus den Augen, aus dem Sinn! Wenn Du Dein Handy nicht brauchst, lege es weg. Wenn Du unterwegs bist, pack es z. B. in den Rucksack statt in die Jacken- oder Hosentasche.

- Entferne Apps und Spiele, die Dich abhängig machen und verstecke Apps und Spiele in Ordnern auf dem Smartphone. So greifst Du nicht so schnell darauf zu.
- Lass das Mobiltelefon einfach mal Zuhause, anstatt es mit zum Sport oder mit zu Freund:innen zu nehmen.
- Telefoniere mit Freunden und Bekannten anstatt Nachrichten zu schicken.
- Du kannst Chat-Gruppen auf stumm schalten. Nachrichten in Gruppen-Chats sind häufig nicht für jedes Mitglied relevant und lenken nur unnötig ab. So bist Du nicht ständig mit einer viel zu hohen Anzahl an Nachrichten konfrontiert.

Du kannst aber auch selbst schon Einstellungen an Deinem Handy vornehmen, um Deine Bildschirmzeit zu reduzieren.

Folgende Möglichkeiten hast Du unter anderem:

- Kontrolliere zunächst Deine eigene Bildschirmzeit. Unter „Einstellungen" kannst Du Bildschirmzeit aktivieren und dann sehen, wie viele Stunden Handyzeit Du hast. Oft kannst Du sogar betrachten, wie viel Zeit Du auf welcher App verbracht hast. Die Bildschirmzeit gibt schon einmal einen Hinweis auf potenziell abhängig machende Apps.
- Begrenze Deine Bildschirmzeit über die Einstellungen an Deinem Mobiltelefon.
- Bei einigen Apps wie TikTok oder Instagram kannst Du in den App-Einstellungen eine Zeitbegrenzung einstellen.
  TikTok bietet hier zum Beispiel auch eine Schlaferinnerung an, die Du über die App-Einstellungen einstellen kannst. Das Blaulicht der Smartphones hält den Körper wach.
- Du kannst auch Pausenerinnerungen bei einigen Apps einstellen, um zwischendurch bewusst medienfreie Zeiten zu haben.
- Du kannst auf Deinem Handy einstellen, dass Nachrichten nicht sofort angezeigt werden. Dies ist z. B. empfehlenswert, wenn Du gerade für die Schule lernst oder anderweitig beschäftigt bist und nicht gestört werden solltest.
- Spiele und Apps sind sehr bunt. Um diesen Reiz zu reduzieren, kannst Du Dein Handydisplay auf Graustufen einstellen.
  Hier eine Anleitung dazu für IOS (Apple):

1) Gehe in den „Einstellungen" auf „Bedienungshilfe".
2) Dann gehst Du auf „Anzeigen" und „Textgröße".
3) Danach auf „Farbfilter" und stelle diesen auf die andere Position. Dann siehst Du alles in Graustufen.

Hier eine Anleitung für Android (z. B. Samsung)

1) Gehe in „Einstellungen“ auf „Eingabehilfe“.
2) Dann gehst Du auf „Verbesserung der Sichtbarkeit“.
3) Dann auf „Farbkorrektur“ und dort stellst Du Graustufen ein. Den Schalter bei „Aus“ stelle nach links.

Digital Detox
Viele sind gefangen in der digitalen Welt und ständig online und erreichbar, was Stress und Schlafstörungen auslösen kann. Daher sind geplante „Offlinezeiten“ gesund und empfehlenswert. Wie kann man dies in der heutigen Zeit aber umsetzen?

Hier sind einige Tipps zur Umsetzung

1) Werdet euch eurem Handykonsum bewusst! Prüft eure Bildschirmzeiten und wieviel Zeit ihr auf welcher App verbringt! Wenn ihr hier ein Bewusstsein entwickeln könnt, könnt ihr auch gezielter auf bestimmte Apps verzichten oder die Nutzung reduzieren.
2) Räumt euer Handy auf! Welche Apps braucht ihr wirklich? Wem folgt ihr auf sozialen Netzwerken? Profitiert ihr vom Folgen oder dem Besitz einer App?
3) Stellt Push-Benachrichtigungen aus. Push-Benachrichtigungen sind Benachrichtigungen, die im Bildschirm erscheinen, um euch dazu zu bringen, bestimmte Apps dann zu öffnen. Stellt euch eine Zeitbegrenzung für Apps ein, die ihr besonders viel nutzt.
4) Legt das Handy abends in einen anderen Raum und nutzt das Smartphone nicht mehr eine Stunde vor dem Schlafen.
5) Um eine medienkompetente Nutzung des Mobiltelefons zu erreichen, kann ein Mediennutzungsvertrag (siehe Anhang) zielführend sein, in dem z. B. medienfreie Zeiten festgelegt werden.
6) Sucht euch einen Freund oder eine Freundin und fangt gemeinsam an, das Handy bewusster und weniger zu nutzen. Gemeinsam ist es leichter!

Um für ein digitales Wohlbefinden zu sorgen, werden in der Abb. 12.1 zehn Tipps gegeben, die Sie und Ihr Kind beachten können.

Zusammenfassung

Als Jugendlicher kannst Du einiges selbst tun, wie Du in diesem Kapitel siehst.

Schütz Dich selbst und achte darauf, was Du von Dir im Internet teilst, gerade bei Bildern und Videos.

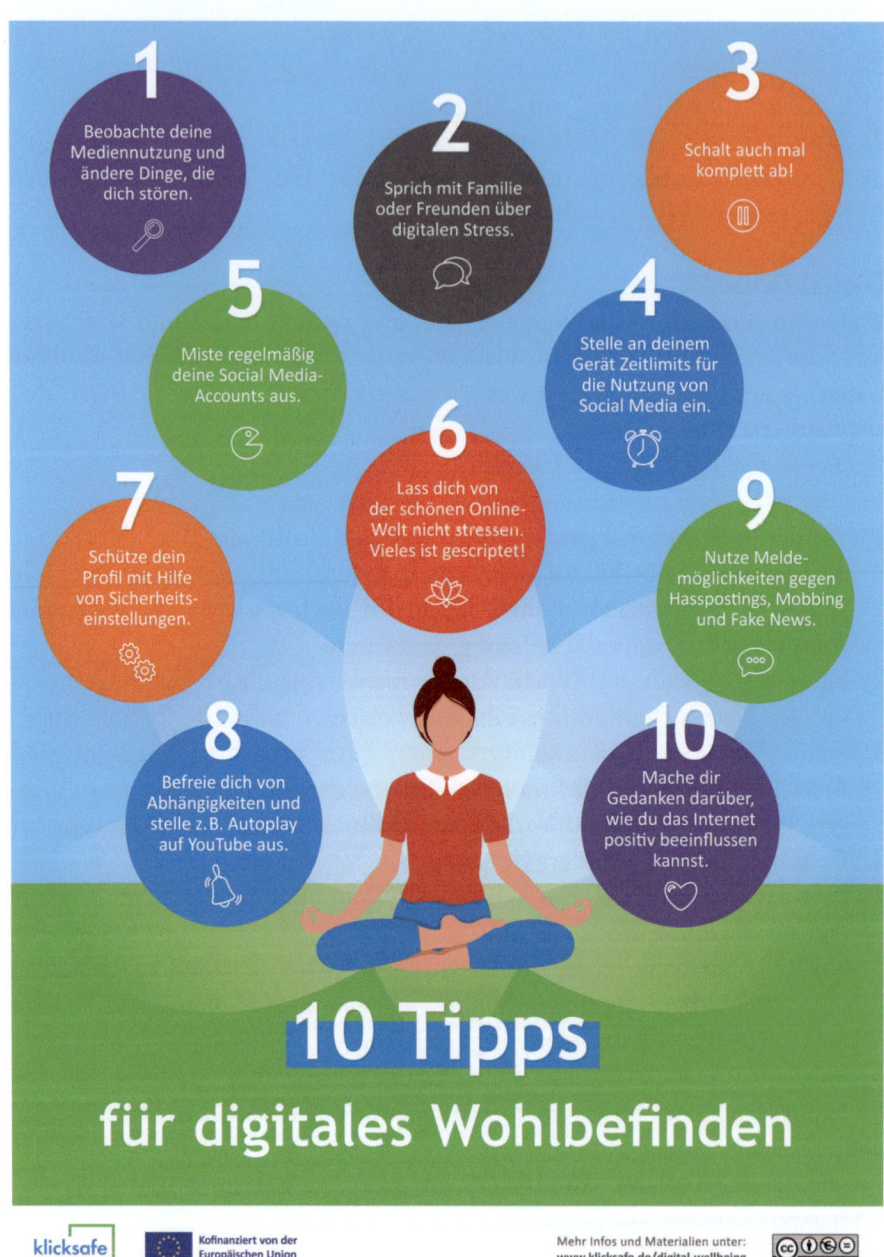

Abb. 12.1 Zehn Tipps für ein digitales Wohlbefinden. (Quelle: klicksafe.de/Medienanstalt Rheinland-Pfalz, mit freundlicher Genehmigung)

Was einmal im Internet ist, geht nicht mehr weg!

Einstellungen könnt ihr am Handy selbst vornehmen oder auch mit euren Eltern zusammen, je nach Alter.

Ebenso gibt es die Möglichkeit des Digital Detox. Um dem Handystress zeitweise zu entgehen, kannst Du bewusste „Offlinezeiten“ einrichten.

Weiterführende Literatur

www.mediensuchthilfe.info
www.klicksafe.de

13

Medienkompetenz

Medienkompetenz ist ein Begriff, der seit einigen Jahren häufig zu hören ist und der immer mehr an Wichtigkeit gewinnt. Gerade in Bezug auf Smartphones, die das Leben der Jugendlichen mittlerweile ja mitbestimmen, ist eine gute Medienkompetenz sehr wichtig.

Ziel jeder Hilfe bei exzessiver Smartphonenutzung ist der Übergang zu einer kompetenten Nutzung.

Ein „Entzug" in der heutigen Gesellschaft wäre nicht umsetzbar. Entzug heißt, dass der Heranwachsende gar keinen Zugang mehr zu einem Handy hätte.

Wichtig ist ein kritischer und reflektierter Umgang mit dem Mobiltelefon.

So einfach ist dies aber gar nicht, und wer vermittelt Medienkompetenz überhaupt? Müssen Sie als Eltern nicht auch erst einmal medienkompetent werden, um Ihre Kinder zu schulen? Oder lernen die Kinder Medienkompetenz schon im Kindergarten und in der Schule? Wann fängt man damit am besten an? Was bedeutet Medienkompetenz für die Nutzung des Smartphones?

Wenn Sie überlegen, fallen Ihnen bestimmt auch noch Fragen ein. In diesem Kapitel soll vermittelt werden, was Medienkompetenz ist, wie Jugendliche Bestandteile der Medienkompetenz lernen können und wie wir diese Kompetenz auf das Smartphone beziehen können.

F. Bredt, *Kinder und Smartphones*, https://doi.org/10.1007/978-3-662-71089-0_13

Ziel der Medienkompetenz ist es, den „umfassenden Prozess der Medienaneignung als ein bewusstes und reflektierendes Handeln zu gestalten“ (Schorb 2007).

Folgende Inhalte werden im Rahmen von Medienkompetenz geschult:

- Medienwissen,
- Medienbewertung,
- Medienhandeln.

Wichtig ist, dass die vermittelnden Personen, und hier sind die Eltern sehr gefragt (auch als Vorbilder), eine gewisse eigene Medienkompetenz besitzen bzw. bereit sind, sich diese anzueignen.

13.1 Was ist Medienkompetenz?

Medienkompetenz bezeichnet die Fähigkeit, Medien und ihre Inhalte den eigenen Zielen und Bedürfnissen entsprechend sachkundig zu nutzen.

Diese Definition zeigt bereits, dass Medien zur Erreichung von Zielen dienen und die eigenen Bedürfnisse Berücksichtigung finden. Aber die Nutzung soll nicht aus dem Bauch heraus passieren, sondern sachkundig sein. Sachkundig bedeutet, dass die Person sich damit auseinandersetzt, welche Medien und Medieninhalte sie nutzt, wozu sie ihr dienen und ob sie genutzt werden müssen.

Würde ich einen Jugendlichen, der bei mir in Behandlung ist, fragen, ob das Smartphone seine Bedürfnisse befriedigt, würde er mit Ja antworten. Die Antwort wäre aber nicht sachkundig, weil er sich nicht wirklich mit dem Thema auseinandergesetzt hat. Ein reflektierter Blick wäre: „Ich nutze WhatsApp, um im Kontakt mit anderen Jugendlichen zu sein, um mich zu verabreden und auf dem Laufenden im Sportverein zu sein. Ich nutze es, wenn ich es benötige. Sonst kann ich meine Zeit aber auch sinnvoll anders nutzen.“ Hier sieht man: Der Jugendliche hat sich damit auseinandergesetzt, wofür ihm WhatsApp wichtig ist und was seine Ziele in Bezug auf die Nutzung sind. In diesem Fall kann von einer Medienkompetenz ausgegangen werden.

Medienkompetenz heißt unter anderem auch:

1) **Medien und ihre Absichten verstehen können**
   Kinder und Jugendliche sollten verstehen lernen, welche Absichten bestimmte Apps und Programme bzw. Internetseiten haben. Wissensvermittlung könnte im Vordergrund stehen, es könnte um das

Spielen gehen, um Kommunikation, aber auch um Verbreitung von Werbung oder den Verkauf von Dingen oder Leistungen. Bei jeder Nutzung sollte hinterfragt werden, was der Anbieter erreichen möchte und ob dies auch in meinem Sinne ist.

2) **Über Medien sprechen können**
Die Kinder und Jugendlichen sollten verantwortungsvolle und erwachsene Ansprechpartner für die Nutzung ihres Smartphones und der darauf befindlichen Medien haben. Eltern, andere Verwandte, Lehrer oder Sozialarbeiter könnten diese Funktion übernehmen. Über Medien sprechen heißt: offen sein, was die Jugendlichen mit der Nutzung des Smartphones erleben und welche Erfahrungen sie damit machen. Je größer die Offenheit ist, desto verantwortungsvoller lernen Kinder und Jugendliche mit dem Smartphone umzugehen.

3) **Medieninhalte kritisch reflektieren können**
Wie unter Punkt 1 bereits erwähnt, gibt es verschiedenste Absichten bei Apps, Programmen, Internetseiten etc. Kinder und Jugendliche sollten in der Lage sein, diese kritisch zu betrachten und somit auch für sich sinnvoll zu entscheiden, welche Angebote sie nutzen wollen. Reflektieren muss in der ersten Zeit gemeinsam mit den Eltern erfolgen. Somit müssen sich auch Eltern kritisch mit Medieninhalten auf Smartphones auseinandersetzen.

   Viele Apps wollen den User möglichst lange Zeit auf ihrer Plattform halten. So arbeitet TikTok mit Kurzvideos, weil die Jugendlichen so ständig etwas Neues entdecken können und keine Langeweile aufkommt. Spiele auf den Handys haben ein gut entwickeltes Belohnungssystem, was dafür sorgt, dass die Heranwachsenden viel Zeit in den Spielen verbringen.

4) **Sozial verantwortlicher Umgang mit Medien**
Kinder und Jugendliche müssen gerade im Bereich der sozialen Medien auf Smartphones wie WhatsApp, Instagram und Co. einen sozial verantwortlichen Umgang lernen. Kinder brauchen hierbei die Unterstützung von Erwachsenen, da sie anfangs noch nicht wissen können, was sozial verantwortlich ist. Eltern sollten einen sozial verantwortlichen Umgang „vorleben". Eine kritische Betrachtung der Medien ist hierbei hilfreich.

   Sozial verantwortlich heißt zu wissen, was schreibe ich wo im Internet, was postet man, was sollte man jemandem melden, was ist Mobbing etc.

   In der Praxis erlebe ich immer wieder Jugendliche, die Bilder an ihren „Freund" versenden und sich dann wundern, dass diese Bilder an andere weitergeschickt werden. Die Problematik dabei ist: *Das Internet vergisst nie.* Das bedeutet: Was einmal im Internet ist, ist nie wieder komplett zu löschen. Jugendlichen muss bewusst sein, dass das Internet nichts vergisst, damit keine Bilder von ihnen unerwünscht verbreitet werden.

5) **Wissen, wann das Smartphone ausschaltet**
Dieser Punkt ist, aus meiner Sicht, sehr wichtig. Gerade Handys werden oft von „Medienregeln" ausgenommen und extra betrachtet. Daher gelten oft allgemein gültige Regeln für die Medien, für die Smartphones zu Hause aber nicht. Kinder und Jugendliche müssen aber wissen, wann diese Geräte ausgeschaltet werden. Bei Kindern müssen Eltern die Regeln vorgeben und müssen hier als Vorbilder fungieren. Bei Jugendlichen kann eine Art Vertrag zur Smartphonenutzung gestaltet werden. Es gibt einige Eckpunkte, die mir dabei wichtig erscheinen. Erstens: keine Smartphones bei den Hausaufgaben und Mahlzeiten, zweitens: eine Uhrzeit abends festlegen, wann das Smartphone ausgeschaltet werden muss, und drittens: Hobbys dürfen nicht unter der Smartphonenutzung leiden.

Wann sollte ich abschalten?

- Beim Essen/bei gemeinsamen Mahlzeiten
- Bei den Hausaufgaben/beim Lernen
- Eine Stunde vor dem Schlafen gehen
- Bei Aktivitäten mit anderen Personen/mit der Familie
- Wenn ich anderweitig beschäftigt bin, z. B. mit Lesen
- Bei Ausübung meiner Hobbys

6) **Medien genießen lernen**
Häufig erleben Kinder und Jugendliche Smartphones schon als Stress. „Ich muss schnell antworten.", „Ich muss alles mitbekommen.", „Ich muss möglichst viele coole Bilder posten." usw.

Die Heranwachsenden dürfen Medien und Smartphones nicht als Stress erleben, sondern sollten lernen, die Nutzung genießen zu können. Das heißt, sie sollten lernen, nicht unter einen sozialen Druck zu geraten. Sie sollten das Smartphone für „schöne Dinge" nutzen und im Zusammenhang hiermit auch lernen, wann man abschaltet, weil es doch Stress wird.

Ein Spiel eine gewisse Zeit zu spielen kann Spaß machen. Das Chatten über einen beschränkten Zeitraum kann Freude bringen. Kreativ mit dem Handy umzugehen, auch auf Plattformen wie SnapChat oder Instagram, kann Spaß bringen (aber hier vorsichtig sein, was man von sich preisgibt).

7) **Kreativ mit Medien umgehen**
Wenn man kreativ mit Medien umgehen kann, kann man dies zu seinem Vorteil und seinem Genuss nutzen. Kreativer Umgang ist,

z. B. Bildbearbeitungsprogramme kreativ zu nutzen oder andere Apps zur kreativen Gestaltung zu verwenden. Es ist hilfreich dabei, nicht in den „negativen Strudel“, den Smartphones sonst auslösen können, gezogen zu werden.

Ebenso hilft es auch dabei, Aufgaben z. B. für die Schule kreativ zu lösen und das Handy positiv zu nutzen.

Medienkompetenz ist ein bunter Blumenstrauß, in dem jeder der o. g. Punkte eine der Blumen ist. Diese Beschreibung passt sehr gut und jede Blume ist eine der Kompetenzen. Je mehr Kompetenz eine Person besitzt, desto geringer ist das Risiko, in eine Abhängigkeit zu geraten.

13.2 Wie lernen Jugendliche Medienkompetenz?

Jetzt wissen wir, was unter Medienkompetenz, die auch für die Nutzung des Smartphones wichtig ist, zu verstehen ist. Aber wie wird diese Kompetenz nun Kindern und Jugendlichen vermittelt? Es gibt zwei große Lebensbereiche, in denen dies vermittelt werden sollte. Erst einmal in der Familie. Gerade Eltern fungieren hier als Vorbild und sollten Medienkompetenz schulen.

Der zweite Bereich ist die Schule. In den letzten Jahren wurden hier gute präventive Konzepte entwickelt, wie „Medienscouts“. Schüler werden im Bereich Medien weitergebildet, aber auch Lehrer, um ihr Wissen an die Schüler weiterzugeben und bei evtl. Problemen als Ansprechpartner zur Verfügung zu stehen.

Über „Medienscouts“ kann man sich gut auf der folgenden Seite informieren: https://www.medienscouts-nrw.de. Hier möchte ich aber im Folgenden kurz darstellen, wie der „Medienpass“ der Landesanstalt für Medien Nordrhein-Westfalen aussieht und was dort in Schulen vermittelt werden sollte.

Grundsätzlich kann gesagt werden: Je jünger die Kinder sind, desto wichtiger ist die Entwicklung einer Medienkompetenz in der Familie. Mit zunehmendem Alter wird die Vermittlung in der Schule immer wichtiger, gerade durch die Peergroup, wozu die Medienscouts gehören. Im Jugendalter werden von Gleichaltrigen eher Tipps angenommen als von Eltern oder anderen Erwachsenen.

Medienkompetenz in der Familie

Zunächst ist hier festzustellen, dass Eltern eine Vorbildfunktion haben. Verhaltensweisen und Reaktionsmuster werden übernommen (sog. Lernen am Modell) und spielerisch ausprobiert.

Kinder wachsen bereits mit Smartphones auf, seien es anfangs die Geräte der Eltern oder Handys zum Spielen, die täuschend echt aussehen. Dies bedeutet auch, dass Kinder früh eine Medienkompetenz entwickeln sollten.

Infos zur Entwicklung einer Medienkompetenz bei ihren Kindern können Eltern unter anderem auf den Seiten

www.schau-hin.info und www.klicksafe.de

bekommen.

Einer der wichtigsten Punkte, damit eine gute Medienkompetenz bei den Kindern entstehen kann, ist:

Seien sie stets informiert. Die Apps entwickeln sich schnell weiter und es kommen immer neue dazu. Früher war z. B. Facebook die wichtigste soziale Plattform bei Kindern und Jugendlichen, mittlerweile sind es WhatsApp, TikTok, Instagram und Co. Wenn Sie darüber informiert sind, können Sie auch auf Augenhöhe mit Ihren Kindern über die Plattformen reden. Stellen Sie nicht nur Risiken heraus, sondern auch positive Seiten von Apps.

Eine weitere wichtige Methode zur Förderung der Medienkompetenz ist die Erstellung eines Vertrags zur Nutzung von Medien bzw. dem Smartphone. Entwerfen sie einen Vertrag speziell für das Smartphone. Dieser muss dem Alter entsprechend sein und eine regelmäßige Überprüfung wird dringend angeraten. In dem Vertrag sollte es um Nutzungszeiten, Auszeiten, aber auch um Inhalte auf dem Smartphone gehen, außerdem, wie mit „Fehlverhalten" umgegangen wird. Ein Beispiel für einen Vertrag zur Smartphonenutzung finden Sie im Anhang.

Weitere Punkte, die eine sicherere Nutzung des Smartphones ermöglichen, sind z. B.: Wie erstelle ich ein Passwort? Was ist virtuell und was ist real? Und: mit Jugendlichen darüber zu reden, was gepostet wird und welche Auswirkungen Posts haben. Lassen Sie Jugendliche die „Fachleute" sein, die Ihnen erklären, was sie auf dem Smartphone machen.

Wenn Sie diese Punkte beachten und mit Ihrem Kind klare Regeln aufstellen und im ständigen Austausch über die Nutzung und Nutzungsinhalte auf dem Smartphone sind, wird Ihr Kind eine Medienkompetenz entwickeln können.

Ein weiterer wichtiger Punkt ist:

Stellen sie Familienregeln für die Nutzung des Smartphones auf. Hiermit sind allgemein gültige Regeln für alle Familienmitglieder gemeint. Dazu gehört z. B. kein Smartphone beim Essen, nur ein Medium nutzen (nicht Smartphone, Fernseher und Computer gleichzeitig), kein Smartphone, wenn ich schlafen muss etc. Ausgenommen hiervon sind selbstverständlich Personen, die ihr Handy dienstlich nutzen müssen, wenn sie z. B. Bereitschaftsdienst haben. Erklären Sie Ihren Kindern aber, warum Sie das Mobiltelefon dann nutzen.

Medienkompetenz in der Schule

Für Schulen empfiehlt sich aus meiner Sicht die Nutzung des Medienpasses, z. B. der Landesanstalt für Medien NRW und/oder der Einsatz von Medienscouts.

Hier möchte ich gerne die Inhalte des Medienpasses kurz darstellen und wie diese in Bezug auf das Smartphone genutzt werden können.

Medienkompetenz und die Nutzung von Mobiltelefonen wird auch im Schulalltag immer wichtiger. Sehen wir uns nur einmal das digitale Lernen während der Corona-Krise an: Schüler benötigten häufig eine App, um an Schulmaterialien zu kommen oder dem Onlineunterricht zu folgen. Über soziale Netzwerke können sie sich austauschen und Lehrer können Rückmeldungen über Apps oder soziale Netzwerke geben. Dies bedeutet für die Schulen nun ein verändertes Lernumfeld. Die Kinder/Jugendlichen sind mit der Nutzung moderner Medien, wie Handys, notgedrungen konfrontiert. Medienkompetenz wird somit immer wichtiger und Schulen haben hier die Verantwortung, ihre Schüler in der Entwicklung dieser Kompetenz zu unterstützen.

Medienkompetenz in der Schule heißt:

- Technische Neuentwicklungen sollten als didaktisches Hilfsmittel eingesetzt werden.
- Passend zu den Bedürfnissen der Schüler sollte über Risiken der Mediennutzung (Anmerkung Autor: hier insbesondere des Smartphones) diskutiert werden.
- Lehrer sollten darauf eingehen, wenn sie mitbekommen, dass Konflikte über soziale Medien ausgetragen werden.

Den Medienpass gibt es für die Schulklassen 1–4, 5 und 6 und 7–10. Die Schulung der Medienkompetenz erfolgt fächerübergreifend.

In der Grundschule lernen Kinder u. a. verschiedene Medien kennen, Medien anzuwenden und über die Wirkung von Medien zu reden.

Im weiteren Verlaufe kann schon bereits in der Grundschule Internetsicherheit, Kommunikation mit anderen (z. B. über Apps) und auch das „Herstellen" von kleinen Filmen oder Podcasts Unterrichtsinhalt sein (vgl. Arbeitsgemeinschaft Kinder- u. Jugendschutz Landesstelle NRW 2014).

In den weiterführenden Klassen können unter anderem folgende Themen aufgegriffen werden:

- Cybermobbing
- Medienanalyse und selbstregulierte Mediennutzung

- Prinzipien der digitalen Welt
- Algorithmen erkennen lernen
- Informationsrecherche

(https://medienkompetenzrahmen.nrw)

Wichtig ist, dass Lehrer sich mit dem Thema Mediennutzung und Smartphones beschäftigen und die Schulung der Medienkompetenz sinnvoll in den Unterricht integrieren können.

Gerade Mobiltelefone werden auch in der Schule gerne genutzt und hier kann schon angesetzt werden und über die Risiken der Nutzung, aber auch die Vorteile der Nutzung im Unterricht gesprochen werden. Gemeinsame Regeln für die Schule gilt es zu erarbeiten.

Zusammenfassung

Medienkompetenz ist einer der wichtigsten Faktoren, um eine Abhängigkeit vom Handy zu vermeiden.

Ein kompletter Entzug von Medien und somit auch vom Smartphone in der heutigen Gesellschaft ist nicht möglich. Somit ist es die Aufgabe der Kinder und Jugendlichen, einen angemessenen Umgang mit diesen Geräten zu erlernen. Wichtig ist hier die Vorbildfunktion der Eltern. Daher ist auch eine gute Medienkompetenz der Erziehungspersonen wichtig. Aber auch in der Schule sollte über eine angemessene Mediennutzung gesprochen werden und eine Integration dieses Themas in den Schulunterricht wäre gut.

Eine gute Kompetenz in Bezug auf die Smartphonenutzung vermindert das Risiko, eine Abhängigkeit zu entwickeln und aus einer bestehenden Sucht herauszukommen.

Literatur

Schorb, B. (2007). Zur Bedeutung und Realisierung von Medienkompetenz. In: Bernd Schorb, Niels Brüggen, Anke Dommaschk (Hrsg.): Mit eLearning zu Medienkompetenz. Modelle für Curriculumgestaltung. Didaktik und Kooperation. München: kopaed

Arbeitsgemeinschaft Kinder- u. Jugendschutz Landesstelle NRW (2014). Medien passen immer! Medienpass NRW und Jugendhilfe. Eine praktische Arbeitshilfe zum Medienpass NRW. Köln: AJS NRW

Weiterführende Literaturangaben

https://medienkompetenzrahmen.nrw

Hipeli, E. (2014). Medien- Kids. Bewusst umgehen mit allen Medien – von Anfang an. Zürich: Beobachter- Edition

14

Sicherer Umgang mit dem Smartphone – Wie schütze ich mein Kind bzw. mich selbst?

In diesem Kapitel werde ich erläutern, wie Sie Ihr Kind bei einem sicheren Umgang mit dem Handy unterstützen können und wie sich Jugendlichen auch selbst schützen können.

Ein sicherer Umgang mit dem Mobiltelefon ist sehr wichtig, da er zu weniger problematischem Verhalten und zu einem medienkompetenten Umgang mit den Geräten führt.

So gibt es allgemeine Sicherheitseinstellungen, die Eltern vornehmen können, was insbesondere Kindern unter 14 Jahren wichtig wäre. Und dann gibt es aber auch Einstellungen, die Jugendliche in den einzelnen Apps selbst einstellen können.

Hier werde ich exemplarisch die allgemeinen Einstellungen auf IOS und Android erläutern sowie auf einige der wichtigsten Apps eingehen. Aufgrund der schnellen Weiterentwicklung dieser Geräte und Apps kann es passieren, dass sich Einstellungsmöglichkeiten ändern oder geändert haben. Daher kann ich keine Garantie für die Richtigkeit übernehmen. Hier handelt es sich um den aktuellen Stand von Ende 2024.

Familienfreigabe auf IOS einstellen durch die Eltern:

Ein Elternteil gilt als Familienorganisator. Kinder unter 13 Jahren können keine eigene Apple-ID erhalten. Eine Apple-ID für das Kind muss dann der Familienorganisator machen.

Die ersten Einstellungen sind wie folgt:

1) Öffnen Sie zunächst die „Einstellungen" am iPhone.
2) Tippen Sie ganz oben auf Ihren Namen.

F. Bredt, *Kinder und Smartphones*, https://doi.org/10.1007/978-3-662-71089-0_14

3) Wählen Sie nun „Familienfreigabe“ und dann „Mitglied hinzufügen“.
4) Klicken Sie jetzt auf „Einen Kinderaccount erstellen“ und dann auf „Fortfahren“.
5) Nun können Sie eine Apple ID für Ihr Kind erstellen.

Dann richten Sie die Familienfreigabe für Ihr Kind ein und bestimmen sich selbst als Elternteil. So kann man z. B. Käufe des Kindes freigeben oder nicht. Auch kann ich das Gerät meines Kindes über die App „Wo ist“ orten.

Richten Sie auch eine Kindersicherung ein. Darüber können Sie kontrollieren, welche Apps Ihr Kind nutzen darf und welche nicht. Sie können Downloads und Einkäufe verhindern oder freigeben. Sie können auch Limits für bestimmte Apps und Spiele einstellen, aber auch für das Internet oder den allgemeinen Gebrauch des Handys.

1) Öffnen Sie die „Einstellungen“ an Ihrem iPhone.
2) Tippen Sie ganz oben auf Ihren Namen.
3) Wählen Sie nun „Familienfreigabe“ und dann „Bildschirmzeit“ aus.
4) Klicken Sie auf den Namen Ihres Kindes und dann auf „Bildschirmzeit aktivieren“. Hier können Sie nun Apps und Nutzungszeiten einschränken.

Auch will man vermeiden, dass Kinder einfach Apps und Spiele kaufen können oder Abonnements abschließen. Das Risiko können Sie über folgende Einstellung vermeiden:

1) Öffnen Sie die „Einstellungen“ an Ihrem iPhone.
2) Tippen Sie ganz oben auf Ihren Namen.
3) Wähle Sie nun „Familienfreigabe“ und dann „Vor dem Kaufen nachfragen“.

Die Einstellungen auf einem Android-Gerät können am besten über die App „Google Family Link“ erfolgen.

Sie müssen zunächst ein eigenes Google-Konto haben oder errichten. Für Kinder unter 13 Jahren können Sie über die App direkt ein Google-Konto erstellen. Für alle älteren Kinder müssen Sie ein reguläres Google-Konto aktivieren.

Folgendermaßen gehen Sie dann vor:

1) Installieren und öffnen Sie „Google Family Link“ auf Ihrem Handy und melden Sie sich mit Ihrem „Google-Konto“ an.
2) Die App fragt Sie, ob Ihr Kind ein „Google-Konto“ hat. Bei „Nein“ müssen Sie in der App zunächst ein Konto erstellen. Bei „Ja“ geht es weiter mit der Aktivierung der Elternaufsicht auf dem Gerät Ihres Kindes.

3) Öffnen Sie dazu auf dem Gerät Ihres Kindes die „Einstellungen".
4) Tippen Sie auf „Google" „Jugendschutzeinstellungen".
5) Tippen Sie auf „Jetzt starten" „Kind oder Teenager" „Weiter".
6) Wählen Sie das „Konto Ihres Kindes" aus oder „erstellen Sie ein neues".
7) Tippen Sie auf „Weiter" und melden Sie sich mit Ihrem eigenen Konto an.
8) Folgen Sie der Anleitung auf dem Bildschirm, um die Elternaufsicht für das Konto Ihres Kindes einzurichten.
9) Wechseln Sie nun zurück zur „Family Link App" auf Ihrem Gerät und klicken Sie auf „Fertig". Dort wird das Konto angezeigt, das gerade eingerichtet wurde. Wenn es das richtige Konto ist, bestätigen Sie die Anmeldung mit „Ja".

Was können Sie mit dieser App nun kontrollieren bzw. steuern?

- Festlegen, welche Apps Ihr Kind herunterladen, kaufen und verwenden darf
- App-Berechtigungen ändern, heißt Nutzung erlauben oder einschränken
- Die Nutzungsdauer des verknüpften Geräts verwalten (Schlafenszeit festlegen, Nutzungsdauer einschränken u. v. m.)
- Den Gerätestandort Ihres Kindes ansehen
- Nicht jugendfreie Inhalte bei Google Play sperren

Auch wenn Sie diese Einstellungen vorgenommen haben, seien Sie wachsam, was Ihr Kind am Handy macht. In meiner Arbeit habe ich immer wieder Jugendliche erlebt, die eine Möglichkeit gefunden haben, diese Kontrollen zu umgehen. So kam es bei einem meiner Patienten zu Handykosten von mehreren hundert Euro, was auf die Handyrechnung der Eltern ging.

Fallbeispiel

Justus, 12 Jahre alt, lebt mit seinen Eltern und seiner jüngeren Schwester zusammen.

Mit 10 Jahren hat er sein erstes eigenes Handy erhalten.

Die Kindseltern stellten von Beginn an die wichtigsten Sicherheitseinstellungen ein und begrenzten die Nutzungszeit, nach den allgemeinen Empfehlungen. Mit zunehmendem Alter passten die Kindseltern die Nutzungszeiten an. Da Justus von Beginn gelernt hat, mit den Begrenzungen zu leben, die sinnvoll sind, gab es zu keinem Zeitpunkt Diskussionen darüber und er konnte eine gute Medienkompetenz entwickeln.

> **Fallbeispiel**
> Flora, 11 Jahre, lebt mit ihrer Mutter und ihrem jüngeren Bruder zusammen. Sie bekam mit 8 Jahren ein eigenes Handy. Eine Begrenzung fand zu Beginn nicht statt und Flora durfte ihr Handy sehr frei nutzen. Mittlerweile stellte die Mutter fest, dass sie ihr Handy zu viel nutzte und auch Apps nutzte, die nicht für ihr Alter bestimmt waren.
>
> Sie besprach ihre Beobachtungen mit Flora und versuchte, Begrenzungen einzuführen. Das Kind weigerte sich diesbezüglich und jegliche Versuche, Sicherheitseinstellungen vorzunehmen, boykottierte Flora und umging diese. Es kam immer wieder zu lauten Diskussionen und ausgeprägten Streitigkeiten zwischen ihr und ihrer Mutter.

Anhand der beiden oben genannten Fallbeispiele sehen Sie, dass es für die Entwicklung einer guten Medienkompetenz und einer angemessenen Smartphonenutzung entscheidend ist, dass mit Besitz des ersten Handys klare Regeln aufgestellt und Einstellungen vorgenommen werden müssen.

Eine Begrenzung durch Eltern sollte bis zum Alter von ca. 14 Jahre erfolgen.

Im Weiteren gehe ich auf Sicherheitseinstellungen einiger der wichtigsten Apps ein. Auch hier können sich die Menüs für die Einstellungen oder die Menüführung ändern.

Sicherheit ist ein sehr wichtiger Faktor in der medialen Welt und Kinder und Jugendliche müssen wissen, wie sie sich möglichst sicher und ohne Gefahren im Internet bewegen können.

Dazu gehören die passenden Einstellungen in den Apps. Auf alle Apps kann ich hier nicht eingehen. Ich möchte aber einige der meistgenutzten hier erwähnen und anhand dieser Einstellungsmöglichkeiten aufzeigen.

WhatsApp

Erst einmal muss hier erwähnt werden, dass WhatsApp erst für Kinder ab 13 Jahren zugelassen ist. Bis Februar 2024 durften Jugendliche erst ab 16 Jahren WhatsApp nutzen. In jüngeren Jahren ist WhatsApp nicht zu empfehlen und nicht erlaubt.

Mir ist aber schon bewusst, dass auch Kinder unter 13 Jahren WhatsApp nutzen. Folgende Einstellungen können Sie oder Ihr Kind selbst bei WhatsApp zur eigenen Sicherheit vornehmen:

Unter Einstellungen – Datenschutz kann man einiges festlegen, damit nicht alle alles sehen können.

Profilbild: Entscheidet, dass nur gespeicherte Kontakte euer Profilbild sehen dürfen. Mit wenigen Klicks könnt ihr das Profilbild sogar vor einzelnen Kontakten verbergen.

Status: Jede Person, die eure Nummer gespeichert hat, kann euren Status sehen. Das muss nicht sein! Stellt ein, dass nur gespeicherte Kontakte euren Status sehen dürfen. Bei Bedarf könnt ihr auch einzelne Personen ausschließen.

Zuletzt online und Onlinestatus: Verbergt, wann ihr zuletzt online wart und den Hinweis, dass ihr gerade online seid. Hierdurch kann Stress vermieden werden.

Lesebestätigung: Deaktiviert die Lesebestätigung! Eure Kontakte sehen dann nicht, ob ihr eine Nachricht bereits gelesen habt oder nicht. Dies gilt nicht für Gruppen!

Bereits versendete Nachrichten löschen: Man kann WhatsApp-Nachrichten und Bilder auch im Nachhinein wieder löschen. Bedenken Sie: Der Empfänger sieht, dass Sie eine Nachricht gelöscht haben. Möglicherweise wurde die Nachricht auch schon geöffnet oder der Inhalt gespeichert.

Instagram

Auch Instagram ist für Kinder unter 13 Jahren nicht zugelassen. Bei Instagram kann man eine sogenannte eigene „Story" erstellen, wodurch andere Personen an meinem Alltag, Leben und meinen Gedanken teilhaben können.

Wie bei WhatsApp ist mir auch hier bewusst, dass viele jüngere Kinder Instagram bereits nutzen. Sie sind oft nicht über die „Gefahren" und eine angemessene reflektierte Nutzung aufgeklärt.

Auf Instagram kann man seine Nutzungszeit überprüfen, um einzuschätzen, ob diese App zu viel genutzt wird.

Im Dashboard „Deine Aktivität" sieht man, wie viel Zeit man am vergangenen Tag und in der letzten Woche auf Instagram verbracht hat, sowie die durchschnittlich in der App verbrachte Zeit.

Wichtig sind hier die möglichen Sicherheitseinstellungen bzw. Datenschutzeinstellungen. Veränderungen kann man unter Datenschutz vornehmen.

Hier kann man das Konto auf Privat stellen, sodass nicht alle Personen auf Instagram Deinen Account sehen können, sondern nur Personen, die mit dir „befreundet" sind.

Wenn Du Dich durch eine Person belästigt fühlst, kannst Du diese blockieren. Die Kommentarfunktion kannst Du auch für Dich passend einstellen.

Wenn ihr das Gefühl habt, dass jemand gegen gewisse Richtlinien verstößt oder unethisches Verhalten zeigt, könnt ihr solch ein Verhalten dem Plattformbetreiber melden.

Um Deinen Instagram-Account vor unbefugten Zugriffen zu schützen kannst Du die Zwei-Faktoren-Authentifizierung einstellen. Richte dazu eine

E-Mail-Adresse, eine Telefonnummer, WhatsApp oder eine Drittanbieter-App ein, damit Deine Identität bestätigt werden kann, wenn Du Dich mit einem neuen Gerät anmeldest.

Instagram bietet auch einen Sicherheits-Check an. So wirst Du durch die Überprüfung Deiner Sicherheitseinstellungen bei Instagram geleitet. Um den Sicherheits-Check durchzuführen, tippe im Menü in der oberen rechten Ecke Deines Profils auf „Einstellungen". Wähle dann unter „Sicherheit" die Option „Sicherheits-Check" aus.

TikTok

TikTok darf frühestens ab dem Alter von 13 Jahren genutzt werden, und bis 18 Jahre brauchst Du offiziell die Zustimmung der Erziehungsberechtigten.

TikTok ist bekannt für seine Kurzvideos und hat ein hohes Suchtpotenzial. Bei dieser App können eigene Kurzvideos erstellt und hochgeladen werden.

Bestimmte Voreinstellungen hat TikTok für jedes Alter bereits vorgenommen. Daher ist es sehr wichtig, dass Ihr Kind sein richtiges Alter angibt, um durch die Voreinstellungen schon einmal geschützter zu sein.

Bei TikTok gibt es einen sogenannten „begleitenden Modus". Hier verbindet ein Elternteil seinen Account mit dem seines Kindes.

Folgendermaßen geht die Einstellung dafür:

1) Gehen Sie auf den Bereich Inhalt & Anzeige → Begleiteter Modus → Weiter
2) Tippen Sie auf „Elternteil" oder „Teenager" und dann auf „Weiter".
3) Auf Ihrem Gerät erscheint nun ein QR-Code → Scannen Sie diesen Code mit dem Gerät Ihres Kindes → Halten Sie dazu das Gerät Ihres Kindes über Ihr Gerät → wählen Sie Code scannen
4) Auf dem Gerät Ihres Kindes erscheint nun die Frage, ob Sie die Konten verbinden möchten → Wählen Sie Konten verbinden → Verbinden
5) Auf Ihrem Gerät erscheint nun die Übersicht über Konten, die Sie begleiten, Ihrer Kinder. Um Einstellungen am Konto Ihres Kindes vorzunehmen, tippen Sie auf den Nutzernamen Ihres Kindes
6) Sie erhalten eine Übersicht über Einstellungsmöglichkeiten: Bildschirmzeit-Management, Eingeschränkter Modus, Suchen und Privatsphäre und Sicherheit. Führen Sie diese gemeinsam mit Ihrem Kind durch. Einstellungen, die Sie vornehmen, kann Ihr Kind nicht lockern.

   Mit dem Punkt „Bildschirmzeit-Management" kann eine Zeitbeschränkung eingestellt werden. Der Account wird dann nach der gewählten Zeit gesperrt.

Bei TikTok gibt es die Möglichkeit, den „Eingeschränkten Modus“ zu nutzen. Dieser schränkt bestimmte Inhalte ein, die nicht für alle Zielgruppen geeignet sind.

Das TikTok-Konto kann auf „Privat“ gestellt werden, sodass nicht jeder die Videos des Kindes sehen kann.

Um einzustellen, dass Ihr Kind nicht von Fremden kontaktiert werden kann, wählen Sie bei Direktnachrichten entweder Follower oder Freunde oder Niemand aus.

Follower sind Personen, die einem folgen, „Freunde“ dagegen sind Personen, die Ihrem Kind folgen und denen Ihr Kind auch folgt. Auch bei der Kommentarfunktion kann man diese Einstellung vornehmen.

YouTube

YouTube kann als App und im Browser genutzt werden. Um einen Account zu erstellen, benötigt man ein Google-Konto. Das Mindestalter ist hier 13 Jahre, womit die YouTube-Nutzung ab 13 Jahren erlaubt wäre.

Es kann eine Elternaufsicht eingestellt werden. Das Elternkonto wird hier mit dem Konto des Kindes verknüpft. Auf diese Weise sehen Eltern die Aktivitäten ihres Kindes auf YouTube.

Es ist ein eingeschränkter Modus möglich:

Wenn man diese Einstellung auf dem Gerät aktiviert, werden potenziell nicht jugendfreie Inhalte auf YouTube ausgeblendet.

Wenn das Kind einen eigenen YouTube-Kanal hat, können andere Personen die Videos kommentieren.

Um unangemessene Kommentare nicht zu veröffentlichen, kann Folgendes eingestellt werden:

„Kanalkommentare moderieren“: Das Kind kann auf seinem Kanal gepostete Kommentare entfernen oder moderieren, bevor Sie angezeigt werden.

Folgende Funktionen sind bei YouTube auch hilfreich und bei Teenagern automatisch passend eingestellt:

Erinnerungen an Pausen: Diese Funktion erinnert Sie daran, während der Wiedergabe von Videos oder YouTube Shorts eine Pause zu machen.

Schlafenszeiterinnerung: Es wird angezeigt, wenn es Zeit ist, die YouTube-Wiedergabe zu beenden und ins Bett zu gehen.

Autoplay deaktiviert: Diese Funktion ist bei Jugendlichen automatisch eingestellt. Videos werden für Ihr Kind dann nicht fortlaufend abgespielt und es muss selbst das nächste Video auswählen, das es sich ansehen möchte.

Die oben genannten Sicherheitseinstellungen bei den Apps sind Beispiele. Bei allen anderen Apps und Spielen können Sie auch Sicherheitseinstellungen und Einstellungen zum Datenschutz vornehmen. Prüfen Sie immer die Einstellungen in den Apps Ihres Kindes und nutzen Sie auch die Elternaufsicht, wenn möglich.

Teenager selbst sollten auch prüfen, wie sicher sie ihre Apps eingestellt haben. Fragt euch immer, was wer sehen kann.

Einen Überblick über mögliche Einstellungen auf dem Smartphone, aber auch dem Tablet, erhalten Sie in der Abb. 14.1.

Schützen Sie Ihr Kind und schützt euch selbst.

Zusammenfassung

Eltern können die Handys Ihrer Kinder einigermaßen sicher einstellen. So eine Option ist erst einmal beruhigend.

Aber auch die Jugendlichen selbst können Sicherheitseinstellungen vornehmen, um sich möglichst sicher in der virtuellen Welt zu bewegen. Achtet darauf, was ihr von euch wirklich preisgeben wollt.

Zu den wichtigsten Einstellungen gehört der Schutz der Privatsphäre und bei jüngeren Kindern die Einschränkung der Nutzungszeiten. In Bezug auf die Nutzungszeiten können Sie sich als Eltern an den Empfehlungen in diesem Buch orientieren.

Erziehungsberichtigte sollten ab dem ersten Tag, an dem Ihr Kind ein Handy hat, die Sicherheitseinstellungen wie oben genannt einstellen und nutzen. Es zeigt sich, dass sich so die Kinder daran gewöhnen und es deutlich weniger Diskussionen und Streitigkeiten gibt, als wenn sie zu Beginn alle Freiheiten in Bezug auf das Smartphone hatten.

klicksafe-Infoblatt

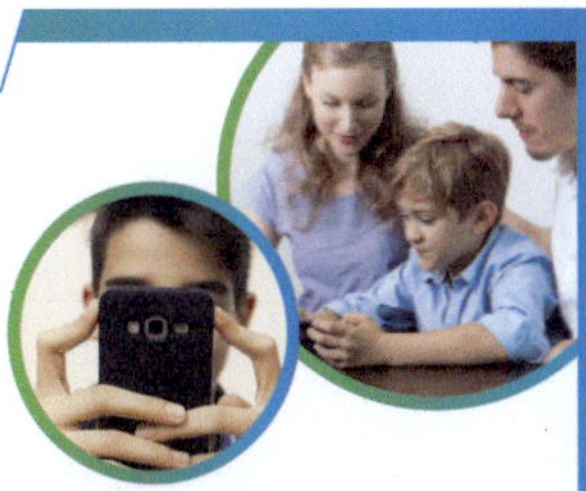

Technische Einstellungen Smartphone & Tablet

Hilfestellung für Eltern

	Android	iOS
Jugendschutz-einstellungen am Gerät und im Store nutzen	• Play Store-App öffnen • Menü öffnen • Einstellungen • Familie • Jugendschutzeinstellungen • Schiebeschalter „ein" und PIN erstellen • PIN bestätigen und Altersfreigabe für Inhalte wählen	• Einstellungen • Bildschirmzeit • Beschränkungen aktivieren • 4-stelligen Code wählen • Beschränkungen und Alters-freigaben für Apps und Inhalte festlegen
Internet (Daten, WLAN) ausschalten	• Oberen Bildschirmrand nach unten wischen • Offline Modus / Flugmodus aktivieren	• Einstellungen • Schiebeschalter bei „Flugmodus" an
In-App-Käufe verhindern; Zugang zu App-Stores mit Passwort sichern	• Google Play Store-App öffnen • Menü öffnen • Einstellungen • Authentifizierung • Authentifizierung für Käufe erforderlich • „Für alle Käufe bei Google Play auf diesem Gerät" auswählen	• Einstellungen • Bildschirmzeit • Beschränkungen • Käufe iTunes & App Store • In-App-Käufe „Nicht erlauben" und • „Passwort erforderlich" auf „Immer erforderlich"
Push-Mitteilungen bei Spielen deak-tivieren	• Einstellungen • Apps • Apps verwalten • App auswählen • Benachrichtigungen • alle Schiebeschalter aus	• Einstellungen • Mitteilungen • App wählen • Mitteilungen erlauben • Schiebeschalter aus
Ortungsdienste deaktivieren	• Einstellungen • Standort • Schiebeschalter aus	• Einstellungen • Datenschutz und Sicherheit • Ortungsdienste • Schiebeschalter aus

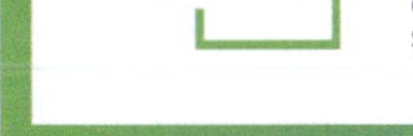

Quelle: Broschüre „Gutes Aufwachsen mit Medien"
Stand: Juni 2023, iOS 16.5, Android 13

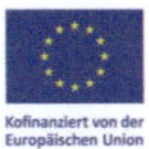

Abb. 14.1 Hilfestellung für Eltern zur technischen Einstellung des Smartphones Ihres Kindes. (Quelle: klicksafe.de/Medienanstalt Rheinland-Pfalz, mit freundlicher Genehmigung)

15

Psychotherapeutische Hilfen

Sollten Sie bei Ihrem Kind einen Verdacht auf die Abhängigkeit von einem Smartphone haben, können Sie sich an eine Suchtberatungsstelle oder auch einen niedergelassenen Kinder- und Jugendlichenpsychotherapeuten wenden.

Der Ablauf und die Möglichkeiten einer Psychotherapie werden in diesem Kapitel erläutert.

Da es die Diagnose „Smartphoneabhängigkeit“ nicht gibt, muss auf eine Diagnose im Bereich der Medienabhängigkeit ausgewichen werden. Das Ausweichen auf eine Diagnose „Medienabhängigkeit“ ist auch naheliegend, da Smartphones zu den Medien gehören.

Meist liegt eine komorbide Störung vor, wie wir in Kap. 8 gesehen haben. Komorbide Störung heißt, der Patient hat neben einer Abhängigkeit vom Handy noch eine weitere behandlungsbedürftige psychische Erkrankung.

Im Allgemeinen geht es im therapeutischen Prozess zunächst um den Aufbau einer therapeutischen Beziehung, einer Diagnostik und daraus folgend einer Therapieplanung, die sowohl eine „Smartphoneabhängigkeit“ als auch eine komorbide Störung berücksichtigt.

Mir ist es ein Anliegen, durch die Erläuterung einer möglichen psychotherapeutischen Behandlung den Kindern und Jugendlichen die Angst und Bedenken diesbezüglich zu nehmen.

F. Bredt, *Kinder und Smartphones*, https://doi.org/10.1007/978-3-662-71089-0_15

15.1 Erstgespräch und Diagnostik

Eine ambulante Psychotherapie beginnt immer mit einem Erstgespräch, gefolgt von Sprechstunden und sogenannten probatorischen Sitzungen.

Ziele dieser Sitzungen sind eine ausführliche Diagnostik und eine ausführliche Anamneseerhebung (Lebensgeschichte des Patienten, familiäre Situation, psychische Erkrankungen in der Familie …). Die Entwicklung eines individuellen Störungsbildes und der Aufbau einer tragfähigen therapeutischen Beziehung sind entscheidende Themen für die ersten therapeutischen Gespräche.

In der Psychotherapie ist es wichtig, dass Therapeut und Patient „zueinander passen".

Im Rahmen einer stationären Behandlung hat man diese Wahl meist nicht, da man mit dem zuständigen Therapeuten oder Arzt auf der jeweiligen Station arbeiten muss. Sollten hier gravierende Probleme bestehen, sollte man sich an den zuständigen Oberarzt oder leitenden Therapeuten wenden, um eine sinnvolle Lösung für alle Seiten zu finden.

Bei der Testdiagnostik geht es um eine standardisierte Erhebung psychischer Auffälligkeiten. Hier gibt es Fragebögen für die Patienten selbst, für Eltern oder auch Lehrer. Fragebögen können auf die Persönlichkeit einer Person abzielen oder auch auf verschiedene Störungsbilder. Zusätzlich gibt es noch Testverfahren zur Feststellung von ADHS und der Intelligenz.

In einem Erstgespräch, aber auch in den weiteren Therapiestunden ist es wichtig, dass Patient und Eltern die für sie wichtigen Fragen in Bezug auf eine Therapie klären.

> „Folgende Fragen könnten gestellt werden:
> 1) Wie sieht der Einbezug der Eltern in die Therapie aus?
> 2) Wann kann mit der Therapie begonnen werden?
> 3) Wie oft findet sie statt und wie lange dauert diese ungefähr?
> 4) Wie wird mit der Schweigepflicht umgegangen?
> 5) Wer übernimmt die Kosten?
> 6) Wo findet die Therapie statt?
> 7) Wie ist der Therapeut erreichbar, auch in Notfällen?
> 8) Wird die Therapie abgebrochen, wenn wieder konsumiert wird?"
> (Bredt 2021)

Am Ende des Erstgesprächs, der Diagnostik und der weiteren ersten Sitzungen stehen eine durch den Therapeuten festgestellte Diagnose und die gemeinsame Entscheidung, ob eine Psychotherapie erfolgen sollte.

Wird dies bejaht, werden gemeinsam Therapieziele erarbeitet. Die Ziele dienen dazu, strukturiert arbeiten zu können und auch um zu erkennen, ob die Therapie für den Patienten erfolgreich sein kann.

15.2 Einzeltherapie

In der Psychotherapie gibt es verschiedene therapeutische Ansätze, wobei sich in meiner praktischen Arbeit der verhaltenstherapeutische Ansatz bewährt hat. Weitere psychotherapeutische Verfahren können die Tiefenpsychologie, Psychoanalyse und der systemische Ansatz sein. Heutzutage trennt man die Therapiemethoden aber nicht mehr so strikt, sodass auch bei einer verhaltenstherapeutischen Therapie Arbeitsweisen aus den anderen Ansätzen integriert sein können.

Exkurs Verhaltenstherapie

Verhaltenstherapie ist „die Gesamtheit aller therapeutischen Verfahren, die auf eine Veränderung des gegenwärtigen Verhaltens, nicht aber auf die Aufdeckung verdeckter seelischer Konflikte gerichtet ist" (Fröhlich 2005).

In der Verhaltenstherapie geht es darum, „problematisches Verhalten" zu identifizieren und Verhaltensveränderungen vorzunehmen.

Dazu wird die Situation, die Schwierigkeiten gemacht hat, analysiert und die Reaktionen darauf werden beschrieben. Anschließend werden die kurzfristigen und langfristigen Folgen solch eines Verhalten betrachtet. Ziel ist es, dass die langfristigen positiven Folgen gestärkt werden (die durch eine Verhaltensänderung eintreten) und die langfristig negativen Folgen reduziert werden. Dies soll durch eine Verhaltensveränderung erfolgen.

Es gibt verschiedene Methoden in der Verhaltenstherapie, die sich als hilfreich bei Veränderungsprozessen erwiesen haben:

- Rollenspiele
- Konfrontationsverfahren, z. B. bei Angststörungen
- Entspannungstechniken
- Training sozialer Kompetenzen
- Selbstinstruktionstraining (Ziel ist es hier, dass der Patient mit sich selbst positive innere Dialoge führen kann, um Aufgaben besser bewältigen zu können)
- Kognitive Umstrukturierung (das gedankliche Lebenskonzept des Patienten wird verändert)
- Kognitive Therapie (Patient lernt sich selbst zu beobachten und selbst gegen krankmachende verzerrte Gedanken vorzugehen)

Bei Verdacht auf Bestehen einer Smartphoneabhängigkeit, die unter Medienabhängigkeit fällt, können sich Eltern oder Jugendliche selbst an jeden Kinder- und Jugendlichenpsychotherapeuten wenden. Von Vorteil wäre es selbstverständlich, wenn dieser bereits Erfahrung in der Behandlung medienabhängiger Jugendlicher oder Kinder hätte.

In der Einzeltherapie geht es im ersten Schritt um den Aufbau einer tragfähigen therapeutischen Beziehung. Dadurch können sich die Kinder und Jugendlichen auf die Therapie einlassen, wenn sie dem Therapeuten vertrauen und gemeinsam ein gutes Arbeitsbündnis aufbauen können. Ich sage immer: „50 % des Therapieerfolges macht die therapeutische Beziehung aus".

Genauso wichtig ist ein guter Einbezug der Eltern. Diese müssen möglichst auch eine vertrauensvolle Beziehung zu dem Therapeuten aufbauen können. Eltern müssen von Beginn an in die Arbeit integriert werden, gleichzeitig müssen ihnen hier aber auch die Grenzen aufgezeigt werden, worauf ich in einem weiteren Kapitel näher eingehe.

Allgemeine Ziele der psychotherapeutischen Behandlung bei Kindern und Jugendlichen sind zunächst:

1) Eine Behandlungs- und Veränderungsmotivation aufbauen
2) Ein Verständnis für die Problematik eines übermäßigen Smartphonekonsums aufbauen
3) Lernen, welchen Zusammenhang Smartphoneabhängigkeit und weitere psychische Erkrankungen haben können und warum das Smartphone so einen hohen Stellenwert hat
4) Strategien für einen angemessenen Konsum des Smartphones lernen
5) Die Wichtigkeit realer sozialer Kontakte erkennen und lernen, diese wieder aufzunehmen
6) Rückfallprophylaxe

Die Schwierigkeit bei der psychotherapeutischen Behandlung dieser Problematik ist, dass eine vollkommene Abstinenz vom Smartphone in der heutigen Gesellschaft nicht mehr vorstellbar ist. Daher muss es in der Therapie auch um den Aufbau einer Medienkompetenz gehen und um einen angemessenen Umgang mit dem Smartphone.

Zu Beginn steht der Aufbau einer Behandlungsmotivation. Hierzu eignet sich insbesondere die „motivierende Gesprächsführung". „Die motivierende Gesprächsführung" ist eine partnerschaftliche, personenbezogene Kommunikationsweise, durch die eine Veränderungsmotivation hervorgerufen und gestärkt wird" (Miller & Rollnick 2009).

Jugendliche fühlen sich durch diese Art der Gesprächsführung angenommen und akzeptiert. Sie erleben Therapie nicht als etwas, was ihnen aufgezwungen wird.

Neben dieser Arbeit in der ersten Phase erfolgt zusätzlich eine diagnostische Einschätzung durch Gespräche und Testdiagnostik.

Es wird ein sogenanntes individuelles Störungsmodell (Gründe für die übermäßige Smartphonenutzung und die aufrechterhaltenden Faktoren) erarbeitet. So lernen die Beteiligten die Gründe für den Konsum kennen und welche Situationen zu einem übermäßigen Konsum führen können. Sie können so in der Therapie Veränderungsmöglichkeiten erarbeiten und erneute Risikosituationen besser einschätzen lernen.

Je besser ein Kind oder Jugendlicher seine Risikosituationen kennt, desto besser kann er diese vermeiden oder Strategien gegen einen übermäßigen Konsum anwenden.

Mit den Kindern und Jugendlichen sowie deren Eltern werden gemeinsam Regeln in Bezug auf die Smartphonenutzung erarbeitet (Beispielhafte Regeln finden Sie im Anhang).

Ebenso erfolgt eine Behandlung der eventuell vorliegenden komorbiden Störung.

Es schließt sich dann eine Rückfallprophylaxe an. In diesen Therapiesitzungen geht es um Folgendes:

> „Ziel der Sitzung ist es, die Patienten für mögliche Rückfallsituationen bzw. Rückfälle sowie deren Auslöser zu sensibilisieren. Bewältigungsstrategien sollen erkannt und verbalisiert werden. Zudem sollte der Transfer des in der Therapie Gelernten in den Alltag sowie die Stabilisierung der Veränderung im Fokus stehen." (Wölfling et al. 2013)

In diesem Rahmen kann ein Notfallplan erstellt werden (siehe Anhang).

Ein Training sozialer Kompetenzen folgt. Hier lernt der Patient, wie er „Kontaktgestaltung" sozial kompetent umsetzen und wie er „Wünsche/Bedürfnisse" adäquat äußern kann. Das Training sozialer Kompetenzen hilft den Jugendlichen, sich wieder sicherer in realen sozialen Kontakten zu verhalten und diese nicht mehr als Belastung zu sehen. Sie sollten wieder gerne in reale soziale Kontakte gehen.

Weitere relevante Themen, die bearbeitet werden sollten, werden zwischen dem Jugendlichen und dem Therapeuten festgelegt.

Wie lange die einzelnen therapeutischen Phasen andauern, hängt individuell von jedem einzelnen Jugendlichen ab.

15.3 Elternarbeit

Elternarbeit ist gerade bei einer Abhängigkeit von einem Mobiltelefon sehr wichtig, da die Kinder und Jugendlichen nur mit großen Schwierigkeiten alleine aus dieser „Sucht" herauskommen können. Die Problematik liegt hier darin, dass ein Verzichten auf das Handy heutzutage unmöglich erscheint und somit ein sinnvoller Umgang mit diesem entwickelt werden muss. Wie stark Eltern einbezogen werden, hängt auch vom Alter des Kindes ab.

> „Je nach Alter des Jugendlichen kann der Einbezug der Eltern in die Psychotherapie unterschiedlich aussehen. In der Regel kann man sagen: je jünger der Jugendliche, desto wichtiger der Einbezug der Eltern. Empfohlen ist zunächst, dass nach jeder vierten Einzeltherapie ein Elterngespräch erfolgt/erfolgen kann. Diese Elterngespräche werden mit dem Jugendlichen vorbereitet. Dabei muss die Schweigepflicht dringend beachtet werden, um ein weiteres gutes Arbeitsbündnis mit dem Jugendlichen aufrechtzuerhalten." (Bredt 2021)

In der Elternarbeit müssen sich Eltern auch mit dem eigenen Konsum des Smartphones auseinandersetzen. Sie sind die Vorbilder zu Hause, und gerade Kinder „lernen am Modell". Es gibt nur wenige allgemeine Empfehlungen, da diese vom Alter abhängen (siehe Kap. 18). Mit den Eltern sollten diese besprochen werden.

Einige allgemeingültige Regeln lauten:

- Behalten Sie die zeitliche Kontrolle
- Trainieren Sie, Spiele zu unterbrechen
- Medienfreie Zeit für alle
- Reale Beziehungen sind das Wichtigste

In der Elternarbeit gibt es einige weitere wichtige Punkte, die therapeutisch notwendig sind und den Eltern helfen, ihre Kinder besser zu verstehen und besser zu unterstützen. Dazu gehören folgende Punkte:

- Die Eltern sollen lernen, die Handys nicht zu verteufeln, sondern adäquat über das Problem zu reden.
- Sie sollen eine Motivation zur Unterstützung ihres Kindes aufbauen.
- Psychoedukation erfolgt, wie bei dem Jugendlichen auch, bei den Eltern, d. h. sie werden über die Suchtmittel und komorbiden Störungen aufgeklärt.

- Eine diagnostische Abklärung in Bezug auf den Jugendlichen erfolgt auch mit den Eltern.
- Weitere Unterstützungsmöglichkeiten werden eruiert. Es wird nach Jugendhilfe, Beratungsstellen, Selbsthilfegruppen in der Nähe gesucht.
- Die Eltern sollen Verständnis für das eigene Kind aufbauen und der Jugendliche sollte im gemeinsamen Gespräch auch ein Verständnis für seine Eltern aufbauen.

15.4 Schweigepflicht

Wichtig bei allen Maßnahmen ist die Schweigepflicht.

Ich habe in der praktischen Tätigkeit festgestellt, dass gerade Jugendlichen mit Suchtmittelkonsum sehr wichtig ist, dass sich die Therapeuten an die Schweigepflicht halten. So gelingt es dem Jugendlichen, ein gutes Vertrauensverhältnis zu seinem Therapeuten aufzubauen.

Dies bedeutet für die Eltern, dass der Therapeut auch ihnen gegenüber verschwiegen sein muss. Es sei denn, der Jugendliche entbindet den Therapeuten von der Schweigepflicht, oder einer der unten genannten Punkte tritt ein. Grundsätzlich sollte auf ein vertrauensvolles Verhältnis zwischen Therapeut, Jugendlichem und Eltern hingearbeitet werden. Je gelungener diese Zusammenarbeit ist, desto besser sind auch die „Erfolgsaussichten".

Zu erwähnen ist, dass die Schweigepflicht auch ihre Grenzen hat. Grundsätzlich kann Folgendes zu den Grenzen der Schweigepflicht gesagt werden:

„Gefährdet eine Patientin oder ein Patient sich selbst oder andere oder wird sie oder er gefährdet, so haben Psychotherapeutinnen und Psychotherapeuten zwischen Schweigepflicht, Schutz der Patientin oder des Patienten, Schutz einer oder eines Dritten bzw. dem Allgemeinwohl abzuwägen und gegebenenfalls Maßnahmen zum Schutz der Patientin oder des Patienten oder Dritter zu ergreifen" (Stellpflug & Berns 2006).

Ob solch eine akute Gefährdung vorliegt, muss der Therapeut abwägen und dann offen kommunizieren.

Zusammenfassung

Psychotherapie ist nichts Schlimmes. Bei Unsicherheiten, ob eine Psychotherapie überhaupt notwendig wäre, können Sie zunächst einen Termin beim Therapeuten machen, und es würde ein Erstgespräch und eine Diagnostik erfolgen. Danach kann Ihnen der Therapeut mitteilen, ob ein psychotherapeutischer Behandlungsbedarf besteht.

In der Psychotherapie geht es dann darum problematisches Verhalten zu analysieren und Veränderungsmöglichkeiten zu erarbeiten und zu erproben.

Je nach Alter des Kindes werden die Eltern mehr oder weniger einbezogen. Prinzipiell kann gesagt werden: je jünger das Kind desto mehr werden die Eltern in die Therapie integriert.

Inhalte der Therapie, die mit dem Jugendlichen alleine besprochen werden, unterliegen der Schweigepflicht. So können sich die Teenager häufig besser gegenüber dem Therapeuten öffnen.

Ausnahme bestehen bei einer akuten Eigen- oder Fremdgefährdung. Dann müssen die Sorgeberechtigten informiert werden.

Wie lange eine ambulante Psychotherapie dauern kann, ist schwer einschätzbar. In meiner Arbeit informiere ich Patienten und Eltern, dass sie sich auf mindestens ein Jahr ambulante Therapie einstellen sollten. Wichtig zu verstehen ist, dass es nicht ein Jahr dauert, bis eine Besserung eingetreten ist, sondern bis eine Therapie erfolgreich beendet werden kann.

Literatur

Bredt (2021). Harmlos oder brandgefährlich? Suchtmittelkonsum bei Jugendlichen: Was für Eltern und Betroffene wichtig ist. Stuttgart: Klett- Cotta

Fröhlich (2005). Wörterbuch Psychologie. München: Deutscher Taschenbuch Verlag

Miller, W.R. & Rollnick, S. (2009), Ten things that motivaional interviewings is not. Behavioural und Cognitive Psychtherapy, 37, 129 – 140

Stellpflug, M. & Berns, I. (2006). Musterberufsordnung – für Psychologische Psychotherapeuten und Kinder- und Jugendlichenpsychotherapeuten. Heidelberg: Psychotherapeuten Verlag

Weiterführende Literatur

https://www.fv-medienabhaengigkeit.de/

Wölfling, K. (2013). Computerspiel- und Internetsucht: Ein kognitiv-behaviorales Behandlungsmanual. Stuttgart: Kohlhammer

16

Welche Hilfe zu welchem Zeitpunkt?

In den vorherigen Kapiteln haben wir ja schon gesehen, dass die Nutzung des Mobiltelefons zu ernsthaften Problemen bis hin zu psychischen Erkrankungen führen kann.

Wann ist aber welche Hilfe notwendig oder zu empfehlen?

Ein übermäßiger Handykonsum ist dann problematisch, wenn er zu Einschränkungen oder Problemen in mehreren Lebensbereichen führt. Sollten z. B. Probleme in der Schule auftreten oder im häuslichen Umfeld oder Hobbys nicht mehr ausgeübt und stattdessen die Zeit am Smartphone verbracht werden, dann hat Ihr Kind vermutlich ein „Problem“, also zumindest eine problematische Smartphonenutzung.

Ab diesem Zeitpunkt sollten Sie über eine Hilfe für Ihren Schützling nachdenken.

Professionelle Hilfsangebote der Suchthilfe für Jugendliche gibt es in allen Städten und Regionen, mal in der Nähe, mal in weiterer Entfernung.

Es gibt folgende Hilfsangebote:

1) Suchtberatungsstellen vor Ort
2) Ambulanter Psychotherapeut oder Kinder- und Jugendpsychiater
3) Stationäre Behandlung in einer Kinder- und Jugendpsychiatrie (mittlerweile gibt es einige Kliniken, die sich auf die Behandlung medienabhängiger Jugendlicher spezialisiert haben)
4) Reha-Maßnahme in einer anerkannten Klinik
5) Unterbringung in einer suchtspezifischen Wohngruppe, die sich auf Behandlung medienabhängiger Jugendlicher spezialisiert hat.

F. Bredt, *Kinder und Smartphones*, https://doi.org/10.1007/978-3-662-71089-0_16

Wann welche Hilfe zu empfehlen ist, hängt von mehreren Faktoren ab. Dazu zählen:

- Wie ausgeprägt ist das Suchtverhalten schon?
- Gibt es noch Ressourcen und andere Aktivitäten, die der Jugendliche ausübt?
- Geht er noch zur Schule?
- Hat er ein unterstützendes Umfeld?
- Besitzt er eine ausreichende Medienkompetenz?
- Liegt auch eine psychische Erkrankung vor?
- Hat er schon Hilfsangebote abgelehnt oder abgebrochen?

Das Aufsuchen einer Suchtberatungsstelle ist sowohl für Eltern allein, den Betroffenen allein oder gemeinsam möglich. Die Beratung dort unterliegt der Schweigepflicht und kann auch anonym erfolgen. Das Angebot der Suchtberatungsstellen ist kostenfrei.

Eltern können dort auch erste Hilfe bekommen und Tipps im Umgang mit ihrem Kind erhalten. Auch kann dort eine erste Einschätzung erfolgen, wie gravierend die Problematik erscheint und welche Hilfsangebote sinnvoll wären.

Jugendliche selbst können eine erste Beratung und eine Einschätzung ihres eigenen problematischen Handykonsums erhalten und eine Einschätzung, ob schon eine Abhängigkeit vorliegt. Sie erhalten auch erste Tipps, wie sie den Konsum reduzieren können.

Wenn die Jugendlichen und Eltern gemeinsam zur Suchtberatungsstelle kommen, können auch erste gemeinsame Regeln und Absprachen aufgestellt werden.

Eine ambulante Psychotherapie ist dann angezeigt, wenn auch weitere psychische Erkrankungen wie z. B. Depressionen oder Ängste vermutet werden. In einer ambulanten Psychotherapie würde dann die Diagnostik und Behandlung dieser erfolgen und natürlich auch an einer angemessenen Handynutzung gearbeitet werden.

Die Reduktion des Handykonsums ist ambulant oft schwierig zu schaffen, da die Motivation des Patienten hoch sein muss.

Eine stationäre psychiatrische Behandlung ist indiziert, wenn die begleitenden Erkrankungen ausgeprägt sind, wenn der Schulbesuch nicht mehr funktioniert, wenn Eigen- oder Fremdgefährdung vorliegt und wenn sich der Jugendliche zurückzieht und keine realen sozialen Kontakte mehr hat.

Fallbeispiel

Peter, 16 Jahre, lebt bei seiner alleinerziehenden Mutter. Er war schon immer sozial ängstlich und wegen fehlender mündlicher Beteiligung nicht so gut in der Schule.

Der Mutter fiel auf, dass sich Peter immer mehr zurückzog.

Die Lehrer meldeten hohe Fehlzeiten, was der Mutter nicht aufgefallen war, da sie morgens arbeiten musste. Peter ging aus dem Haus und tat so, als würde er zur Schule gehen. Sobald die Mutter das Haus verlassen hatte, ging er wieder zurück. Da sie ihrem Sohn vertraute, hatte die Mutter auch keine Kontrollmechanismen auf seinem Handy installiert. Peter kam nicht mehr zu den gemeinsamen Mahlzeiten und verbrachte auch keine Zeit mit seiner Mutter. Die Schule machte Druck und das Jugendamt wurde eingeschaltet. Peter konnte zunächst keine Hilfe annehmen. Eine Vorstellung in einer Kinder- und Jugendpsychiatrie erfolgte und aufgrund der Ängstlichkeit, des sozialen Rückzugs und des Medienkonsums wurde eine stationäre Behandlung vereinbart. Trotz Skepsis konnte sich Peter darauf einlassen.

Begleitend zu den oben genannten Maßnahmen können auch unterstützende Jugendhilfemaßnahmen beantragt werden. Zuständig ist das Jugendamt am Wohnort. Es gibt die Möglichkeit der ambulanten Hilfen oder auch der stationären Hilfen.

Ambulante Hilfen unterteilen sich in Erziehungsbeistandschaft und Familienhilfe. Erziehungsbeistandschaft ist ein Hilfsangebot für das Kind und den Jugendlichen. Sie sind Ansprechpartner für den Jugendlichen und können mit diesem über Konflikte reden, Hilfestellungen anbieten oder auch neue Freizeitaktivitäten einleiten und begleiten. Familienhilfe heißt, dass die Familie einen Ansprechpartner bekommt und alle gemeinsam in Gesprächen an neuen Lösungsansätzen und einer besseren familiären Beziehung arbeiten. Aber auch Einzelgespräche mit Eltern sind möglich, um diese zu unterstützen.

Stationäre Jugendhilfemaßnahmen sind z. B. eine Wohngruppe, in der Jugendliche ihren Lebensmittelpunkt haben.

Diese Maßnahme ist notwendig, wenn die Situation zu Hause nicht mehr tragbar ist oder/und alle vorher genannten Hilfsmöglichkeiten nicht ausreichend waren. Optimalerweise greifen alle notwendigen Maßnahmen ineinander, um den Jugendlichen auf seinem Weg zu einem medienkompetenten Verhalten und zurück in das reale Leben möglichst gut zu unterstützen. Die eigene Motivation des Jugendlichen ist aber erforderlich, damit verabredete Maßnahmen erfolgreich sein können.

Zusammenfassung

Es gibt eine Reihe an Hilfsangeboten für Kinder und Jugendliche, aber auch für die Eltern.

Für eine erfolgreiche Behandlung und Unterstützung ist aber die Motivation des Jugendlichen ausschlaggebend.

Es gibt Hilfsangebote, die Eltern auch zunächst alleine wahrnehmen können, und Hilfsangebote für die Betroffenen selbst.

Welche Hilfe notwendig ist, liegt an vielen Faktoren, die hier auch beleuchtet wurden. Sollte eine begleitende psychische Erkrankung vorliegen, wäre eine Psychotherapie sinnvoll.

Wird eine begleitende psychische Erkrankung noch nicht gesehen, kann eine Anbindung an eine passende Suchtberatungsstelle eine gute erste Unterstützung sein und manchmal ist dies auch ausreichend.

Hilfen über das zuständige Jugendamt können eine gute begleitende Unterstützung sein.

17

Hilfsangebote – Ein Überblick

Der Überblick über mögliche Hilfsangebote kann hier nur allgemein ausfallen, da in jeder Region unterschiedliche Maßnahmen angeboten werden.

Jugendliche und Eltern können sich über Telefon und Internet bei den folgenden Nummern und Adressen informieren. Häufig können sie dort auch eine erste Beratung erhalten.

Wichtige telefonische Angebote sind:

1) Die Telefonseelsorge bietet eine kostenlose und anonyme Beratung rund um die Uhr an und kann an geeignete Beratungsstellen weiter verweisen. 0800-111 0 111 oder 0800-111 0 222.
2) Nummer gegen Kummer: Kinder- und Jugendtelefon 116 111, Elterntelefon 0800-111 0 550.
3) Informationstelefon zur Suchtvorbeugung der Bundeszentrale für gesundheitliche Aufklärung (BZgA) unter 0221-89 20 31. Auf Wunsch wird hier eine Beratungseinrichtung in Ihrer Nähe genannt.

Fast alle Suchtberatungsstellen haben sich mittlerweile auch auf die Beratung bei Medienabhängigkeit spezialisiert und können somit auch bei Sorgen in Bezug auf einen übermäßigen Smartphonegebrauch beraten. Hier können sich sowohl Betroffene als auch Eltern hinwenden. Diese Angebote sind in der Regel kostenfrei und es werden keinerlei Verpflichtungen eingegangen.

Bei Sorgen in Bezug auf einen übermäßigen Konsum des Handys können sich Eltern und Betroffene auch an Kinder- und Jugendpsychiater, Haus- und

F. Bredt, *Kinder und Smartphones*, https://doi.org/10.1007/978-3-662-71089-0_17

Kinderärzte und Kinder- und Jugendlichenpsychotherapeuten sowie an Ansprechpartner an den jeweiligen Schulen wenden.

Einen Überblick über ärztliche und therapeutische Angebote in Ihrer Nähe erhalten Sie auf den Seiten der zuständigen kassenärztlichen Vereinigung.

Es gibt auch kinder- und jugendpsychiatrische Kliniken, die sich auf die Behandlung „medienabhängiger Jugendlicher" spezialisiert haben. Ob eine stationäre Behandlung eine notwendige Option ist, sollte mit einem niedergelassenen Arzt oder Therapeuten geprüft werden. Um eine passende Klinik zu finden, kann man sich gut im Internet auf der Seite https://www.fv-medienabhaengigkeit.de/hilfe-finden/informieren. Dort werden auch Fachleute im ambulanten Behandlungsbereich empfohlen.

Internetseiten:

www.klicksafe.de (ausführliche Informationsmaterialien für Eltern und Betroffene)

www.mediensuchthilfe.info (viele wichtige Informationen für Betroffene und Angehörige und gute Selbsttests)

www.schau-hin.info (viele Informationen und Tipps zu verschiedenen Themenbereichen, auch zu Smartphones)

www.internet-abc.de (Tipps und Tricks für Kinder von 5–12 Jahren und Eltern)

www.ins-netz-gehen.de („Online sein mit Spaß" – informative Seite mit Selbstcheck und Hilfsangeboten sowie weiteren wichtigen Informationen)

www.drogenbeauftragte.de (Internetseite der Bundesregierung mit neuester Studie, Publikationen und einer Übersicht über Hilfsangebote)

www.bzga.de (Bundeszentrale für gesundheitliche Aufklärung)

Zusammenfassung

In diesem Kapitel erhalten Sie und Ihr Kind Informationen über mögliche Hilfsangebote.

Hilfen können Sie telefonisch erreichen, aber insbesondere auch die Kinder. Diese telefonischen Hilfsangebote erfolgen anonym und eine erste Beratung erfolgt.

Über Vieles können Sie sich aber auch erst einmal im Internet informieren.

Sollten Sie Hilfe vor Ort suchen, sind die Suchtberatungsstellen in der Regel der erste und beste Ansprechpartner. Dort erfolgt eine Beratung, welche kostenfrei ist.

Bei begleitenden psychischen Erkrankungen oder dem Verdacht darauf, können Sie sich auch an Psychotherapeuten oder psychiatrische Praxen wenden.

18

Empfohlene Nutzungszeiten

Wir, liebe Leserinnen und Leser, haben nun festgestellt, dass ein Leben ohne Medien nicht mehr vorstellbar ist und dass das Smartphone zu unserem Leben dazugehört. Die Risiken, aber auch den Nutzen habe ich verdeutlicht. Als Eltern stellt sich nun natürlich die Frage, wieviel Zeit mein Kind am Handy verbringen darf. Dazu gibt es keine konkreten Antworten, aber es gibt Richtwerte und Empfehlungen von Fachleuten. Die Zeitangaben gelten für PC, Konsolen und Fernsehen sowie für alle anderen Medien, also auch für Smartphones. Sicherlich muss hier bei den Smartphones bezüglich der Zeiten genauer geschaut werden, da Kinder Mobiltelefone, z. B. auch in der Freizeit, bei sich haben sollen, um erreichbar zu sein oder auch Hilfe rufen zu können. Daher muss bei den angegebenen Zeiten immer auch geprüft werden, wofür das Smartphone genutzt wird.

Bei der Angabe der Richtwerte richte ich mich nach den Angaben auf der Homepage www.klicksafe.de. Auch wenn Kinder von 0–3 Jahren noch kein Smartphone nutzen sollten, kommt es doch immer wieder zu Bildschirmzeiten. Es werden ihnen z. B. Filme darauf gezeigt, sodass ich auch für die jüngeren Kinder Empfehlungen geben werde.

0–3 Jahre

Kinder im Alter von 0–3 Jahren sollten keine Medien nutzen. Sie begreifen die Welt über Berühren, Ausprobieren und Zuwendung durch die Eltern.

Sie bekommen aber mit, wenn Eltern Smartphones nutzen. Ein Heranführen z. B. über Bildgeschichten ist hin und wieder möglich.

Kein eigenes Smartphone.

F. Bredt, *Kinder und Smartphones*, https://doi.org/10.1007/978-3-662-71089-0_18

4–6 Jahre

Vorschulkinder können erste Erfahrungen mit Smartphones machen. Eine Begleitung durch Eltern wird aber empfohlen.

Eigene Smartphones sind in diesem Alter auf keinem Fall empfohlen.Nutzen von Lernsoftware oder kreativen Programmen sind eine Möglichkeit neben Spielen.

Empfohlene Nutzungsdauer: 20–30 min am Tag, aber nicht unbedingt täglich.

Kein eigenes Smartphone.

7–10 Jahre

Auch in diesem Alter rate ich noch von einem eigenen Handy ab, da eine „gute Kontrolle" noch notwendig ist. Die Kinder sollten in diesem Alter auf jeden Fall in ihrer Entwicklung realer sozialer Kompetenzen und auch in ihren motorischen Fähigkeiten gefördert werden.Wenn die Kinder aber ein Mobiltelefon nutzen, sollten die Eltern regelmäßig prüfen, was ihre Kinder spielen, um über die Spiele mit ihnen sprechen zu können.

Eltern sollten auch einschätzen, ob das Spiel angemessen für das Kind ist, da bei Browser-Spielen Altersangaben oft fehlen.Die empfohlene Nutzungsdauer ist 30–45 min täglich, das Einrichten eines wöchentlichen Zeitkontos wäre eine Alternative.

Die Mitnutzung des Smartphones der Eltern ist gelegentlich möglich.

11–13 Jahre

Kinder in dem Alter können Fiktion und Realität klar trennen.

Ein eigenes Smartphone in diesem Alter ist möglich und die Erfahrung zeigt, dass viele Kinder ihr eigenes Handy bekommen, wenn es in die weiterführende Schule geht.

Das Mobiltelefon sollte kindgerecht eingestellt werden und die Eltern müssen kontrollieren können, was ihr Kind mit dem Smartphone macht.

Eltern sollten regelmäßig mit ihren Kindern über die Spiele und Apps reden, die ihr Kind nutzt. Es wird in diesem Alter vermehrt „heimlich" gespielt oder es werden „heimlich" Medien genutzt.

Empfohlene Nutzungsdauer ist ca. 60 min pro Tag. Ein Wochenbudget ist mit zunehmendem Alter (9–12 h in der Woche) möglich. Die Nutzung für Schule und Hausaufgaben sind hier nicht einbezogen.

Ein eigenes Smartphone ist möglich, aber mit Kontrolle der Eltern.

Ab 14 Jahren
Jugendliche in diesem Alter müssen bei der Entscheidung zu Nutzungszeiten und Inhalten einbezogen werden.

Eltern sollten über problematische Inhalte mit den Jugendlichen reden.

Die empfohlene Nutzungsdauer ist schwierig festzulegen. In diesem Alter sollten die Nutzungszeiten gemeinsam erarbeitet werden. Zu beachten ist der Stellenwert, den das Spielen hat und ob andere Aktivitäten darunter leiden. Smartphonefreie Zeiten sollten vereinbart werden.

Hier empfiehlt es sich, klare Regeln aufzustellen, z. B. kein Smartphone bei Mahlzeiten und Hausaufgaben, wann lege ich das Handy abends beiseite, wo liegt es in der Nacht etc.

Ein eigenes Smartphone und die selbstbestimmte Nutzung sind möglich.

Zusammenfassung

In dem Kapitel haben Sie Empfehlungen für die Nutzungszeiten von Medien und dem Besitz eines Smartphones für Ihr Kind erhalten.

Nutzungszeiten sind nur Empfehlungen und sicherlich darf davon auch mal abgewichen werden, so lange die Zeiten, die Experten empfehlen, einigermaßen eingehalten werden.

Je älter das Kind wird, desto mehr Nutzungszeit ist möglich und desto mehr Eigenverantwortung sollen die Kinder auch erhalten.

Wenn Sie die genannten Zeiten und Nutzungsempfehlungen umsetzen, kann Ihr Kind ein medienkompetentes Verhalten erlernen und die Gefahr der Entwicklung einer Abhängigkeit würde deutlich reduziert.

Weiterführende Literatur

www.klicksafe.de

Überblick über die wichtigsten Begriffe

Jugendliche verwenden teilweise eine Sprache, die wir als Erwachsene nur noch schwer verstehen können. Ebenso gibt es Begriffe in Bezug auf das Handy, die uns nicht so geläufig sind. Daher gebe ich hier einmal einen Überblick über einige der wichtigsten Begriffe.

Ich weise darauf hin, dass es sich nicht um eine vollständige Liste handelt, da die Sprachentwicklung zu schnelllebig ist.

App
App ist die Abkürzung für Applikation. Dies ist eine Softwareanwendung auf dem Handy, wie z. B. Spiele.

App-Store
Es gibt den Apple-Store und Google-Store. Dort können Apps kostenlos oder auch gegen Bezahlung heruntergeladen werden.

Browser
Das ist ein Programm, über welches ich verschiedenste Webseiten im World Wide Web öffnen kann, z. B. „Safari" oder „Google Chrome".

Bildschirmzeit
Die Bildschirmzeit entspricht genau der Zeit, die eine Person mit seinem Smartphone verbringt. Diese kann mir angezeigt, aber auch deaktiviert werden.

F. Bredt, *Kinder und Smartphones*, https://doi.org/10.1007/978-3-662-71089-0

Cloud
In einer Cloud werden Daten gespeichert und verwaltet. Habe ich Daten in einer Cloud, kann ich auf diese auch zugreifen, wenn mein Handy z. B. gestohlen wird oder kaputt geht. Die Daten werden dann auf Servern gespeichert und können mit Login-Daten wieder abgerufen werden.

Dark Mode
Dark Mode ist eine Einstellungsmöglichkeit, die den Bildschirm verdunkelt, insbesondere abends, und einen besseren Schutz für die Augen bietet. Der Dark Mode kann meist individuell auf dem Handy eingestellt werden.

Emojis
Emoji kommt aus dem Japanischen und bedeutet „Bilderbuchstabe". Emojis können als kleine Bilder bezeichnet werden, die in Chats genutzt werden.

Emojis werden genutzt, um Gefühle mit einem oder auch mehreren Bildern wiederzugeben. So können Emotionen wie Ärger, Freude, Traurigkeit oder Zuneigung mit einem Bild dargestellt werden. Es ist meistens zeitsparender als zu schreiben.

Hotspot
Man kann seine eigene Internetverbindung mit anderen Personen teilen. Somit kann auch eine Person ins Internet gehen, auch wenn sie keine mobilen Daten mehr hat. Hotspots gibt es manchmal auch in öffentlichen Bereichen und man kann mit seinem Handy darauf zugreifen.

Influencer
Ein Influencer ist eine Person, die in sozialen Netzwerken eine große Anzahl von Menschen erreicht und Inhalte produziert und die Anhängerschaft dadurch beeinflusst. Die Influencer nutzen ihre Plattform, um über ihr Leben zu berichten, Werbung zu machen oder ihre Meinung zu teilen. Der Begriff „Influencer" stammt aus dem Englischen und bedeutet „beeinflussen".

Klicks
Klicks bezeichnen die Beliebtheit einer Webseite oder einer App oder einer Seite einer Person im Internet. Um zu erfahren, wie gut ein Link bei den Nutzern ankommt, muss eine Messung erfolgen. Hier wird gezählt, wie oft dieser angeklickt wurde.

Likes
Das ist eine positive Rückmeldung zu einer Nachricht in einem sozialen Netzwerk mit der Bedeutung: Das gefällt mir!

Multitasking
Multitasking beschreibt die Möglichkeit des Smartphones, mehrere Aufgaben parallel auszuführen, z. B. dass mehrere Apps gleichzeitig aktiv sind (z. B. Musik-App und Navigation gleichzeitig).

Selfie
Ist die Bezeichnung für ein Selbstporträt.

Diese Bilder werden mit der Frontkamera gemacht und manchmal kommt noch der sogenannte Selfie-Stick zum Einsatz, um das Handy etwas weiter von sich weghalten zu können.

Touchscreen
Alle Smartphones haben einen Touchscreen. Das bedeutet, dass ich über das Berühren des Bildschirms meine Tätigkeit auf dem Handy steuern kann.

Folgende Begriffe nutzen die Jugendlichen beim Chatten gerne und bedürfen einer Erläuterung:

Beef
Streit/Kampf

Bodenlos
Schlecht, unglaublich, mies

Cringe
Peinlich, unangenehm

DMs
Direct Messages, private Nachrichten

Flexen
Angeben, prahlen

Ghosten
Jemanden ignorieren, keinen Kontakt mehr haben

Hyped
Sehr begeistert, aufgeregt

LOL
Laughing out loud, Begriff zum Lachen

Lost
Verwirrt, ahnungslos

No Front
Nichts gegen dich

Random
Zufällig

Same
Auch so, genau so

Anhang

F. Bredt, *Kinder und Smartphones*, https://doi.org/10.1007/978-3-662-71089-0

Checkliste

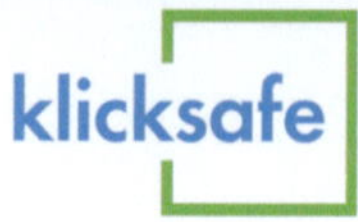

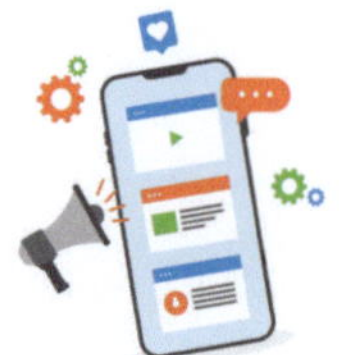

Ist mein Kind fit für ein eigenes Smartphone?

Mit der folgenden Checkliste möchten wir Ihnen bei der Entscheidung **„Smartphone – ja oder nein?"** helfen. Bevor Ihr Kind ein eigenes Gerät bekommt, sollten Sie zuvor gemeinsam an einem Familien-Smartphone oder an Ihrem Smartphone geübt haben. Kreuzen Sie an, was Ihr Kind bei der Nutzung schon kann. Je mehr Punkte Sie mit einem Haken versehen, desto eher ist Ihr Kind reif für ein eigenes Smartphone. Wir empfehlen, dass Sie mit Ihrem Kind die noch ausstehenden Punkte genau besprechen.

Mein Kind...

- hat bereits ausreichend **Erfahrung mit internetfähigen Geräten** gesammelt. ☐ ✓
- kann **Werbung** erkennen und von anderen Inhalten unterscheiden. ☐
- kennt **Online-Risiken** wie Cybergrooming, Fake News, Cybermobbing usw. ☐

- überschaut **Kosten der (monatlichen) Smartphone-Nutzung** (Prepaid oder Tarif). ☐
- erkennt, wo Kosten anfallen, z. B. bei **In-App-Käufen und kostenpflichtigen Apps**. ☐

- kann ein **sicheres Passwort** erstellen. ☐
- kann **GPS, WLAN und Bluetooth** aktivieren, deaktivieren und kennt ihre Funktionsweise. ☐

- versteht die Bedeutung der **Privatsphäre** und kennt **Privatsphäre-Einstellungen**. ☐
- kennt das **Recht am eigenen Bild** und geht online sorgsam mit eigenen und fremden **Daten, Bildern und Informationen** um. ☐

- kennt die **Auswirkungen von exzessiver Handynutzung** auf die Gesundheit und kann sich selbst regulieren. ☐

- versteht, akzeptiert und hält sich an vereinbarte **Regeln für die Handynutzung**. ☐
- achtet auch im digitalen Raum auf die **Rechte anderer**, indem es niemanden beleidigt oder belästigt. ☐
- weiß, dass **strafbare Inhalte wie z. B. Pornografie und Gewaltdarstellung** nicht verschickt oder gepostet werden dürfen. ☐
- weiß, wann es **Eltern oder Vertrauenspersonen informieren** sollte, etwa bei unangemessenen Nachrichten oder Anfragen. ☐
- weiß, dass es **unzulässige Inhalte** bei Beschwerdestellen und Plattformen melden kann und wie das geht. ☐
- kennt **Beratungs- und Hilfestellen** wie Nummer gegen Kummer oder JUUUPORT. ☐

Weitere Informationen und Tipps finden Sie unter:
www.klicksafe.de/medienerziehung

Kofinanziert von der Europäischen Union

Quelle: www.klicksafe.de

Checkliste

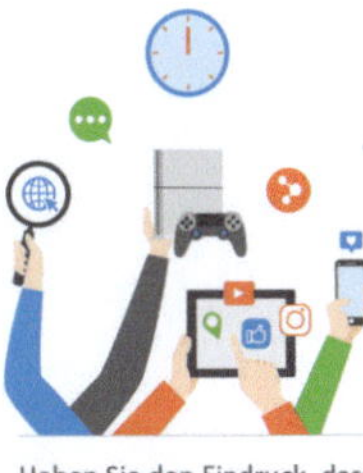

Besteht bei meinem Kind die Gefahr einer möglichen digitalen Abhängigkeit?

Die folgenden Fragen können bei einer ersten Bewertung helfen, ob bei Ihrem Kind Merkmale einer möglichen Suchtgefährdung bezüglich digitaler Medien (z. B. Smartphone, Computer, Konsole, Internet) vorliegen. Die Checkliste kann nur eine grobe Richtlinie darstellen und ersetzt keine Diagnostik. Nehmen Sie dennoch jede positive Beantwortung ernst. Sofern fünf oder mehr Merkmale über einen längeren Zeitraum bei Ihrem Kind auftreten oder Sie unsicher sind, suchen Sie professionelle Hilfe auf (siehe Linkliste unten).

	JA	NEIN
Haben Sie den Eindruck, dass die **Gedanken Ihres Kindes** stets um **Smartphone, Computer, Konsole** oder **Internet** – auch während anderer Beschäftigungen – kreisen?	☐	☐ ✓
Wirkt Ihr Kind **nervös, gereizt oder depressiv**, wenn es auf Smartphone, Computer, Konsole oder Internet verzichten muss?	☐	☐
Haben Sie das Gefühl, dass Ihr Kind sich zunehmend von **Familie und Freunden zurückzieht**?	☐	☐
Verdrängen digitale Angebote frühere Interessen oder Hobbys Ihres Kindes?	☐	☐
Verzichtet Ihr Kind auf Mahlzeiten, um zu spielen, zu surfen oder das Smartphone zu nutzen?	☐	☐
Macht es den Anschein, dass Ihr Kind aufgrund der Mediennutzung **schlechter in der Schule** geworden ist?	☐	☐
Hat Ihr Kind **stark zu- oder abgenommen**?	☐	☐
Ist Ihr Kind häufig **übermüdet**?	☐	☐
Verbringt Ihr Kind trotz **erkennbarer negativer Folgen** immer mehr Zeit vor dem Bildschirm?	☐	☐
Haben Sie die Vermutung, dass Ihr Kind **bis spät in die Nacht** spielt, chattet oder surft?	☐	☐
Nutzt Ihr Kind Smartphone, Computer, Konsole oder Internet vermehrt dazu, **Gefühle wie Ärger** oder **Wut abzubauen** oder Probleme zu verdrängen?	☐	☐

Auch wenn Sie viele der Fragen positiv beantwortet haben, ist dies noch kein Anzeichen für eine krankhafte oder abhängige Nutzung der digitalen Medien. Bleiben Sie mit Ihrem Kind im Kontakt und seien Sie neugierig für die Anwendungen und Spiele, die es nutzt. Die folgenden Institutionen können Ihnen zusätzliche professionelle Unterstützung bieten:

- Fachverband Medienabhängigkeit e. V.: www.fv-medienabhaengigkeit.de
- Online-Ambulanz-Service für Internetsüchtige (OASIS): www.onlinesucht-ambulanz.de
- Das Elterntelefon der Nummer gegen Kummer (www.nummergegenkummer.de) ist kostenlos unter 0800-111 0 550 zu erreichen

Weitere Beratungsstellen und Information finden Sie unter: **www.klicksafe.de/spiele-sucht**

Kofinanziert von der Europäischen Union

Quelle: www.klicksafe.de

klicksafe

Familien-Checkliste

Schutz vor sexueller Belästigung im Internet

1 Was ist **Cybergrooming**? Schaut Euch dazu das Video „**Gemeinsam gegen Cybergrooming**“ an. ☐ ✓

2 Mit wem könnt Ihr über Online-Vorfälle reden, die Euch ein **ungutes Bauchgefühl** machen? Schreibt mindestens 3 Familienmitglieder und 3 Freundinnen und Freunde auf: ☐

Familienmitglied 1 ______ Freund/Freundin 1 ______

Familienmitglied 2 ______ Freund/Freundin 2 ______

Familienmitglied 3 ______ Freund/Freundin 3 ______

3 Was könnten **Warnsignale im Chat** sein? Schreibt Beispiele für Nachrichten oder Aufforderungen auf, bei denen Ihr vorsichtig sein solltet: ☐

Warnsignal 1 ......

Warnsignal 2 ......

Warnsignal 3 ......

4 Wenn ein Chat sexuell anzüglich wird, könnt Ihr **mit Screenshots** bei einer Strafanzeige **Beweise liefern**. Übt auf allen Geräten, die Ihr nutzt, wie man dort schnell einen Screenshot macht: Laptop, PC, Smartphone, Tablet. ☐

5 Untersucht bei Eurer Lieblings-Social-Media-Plattform die **Datenschutzeinstellungen**: ☐
- Wie stellt Ihr den Account auf „**Privat**“, sodass nur Freunde und Bekannte Eure Posts sehen?
- Wie schränkt Ihr Nachrichten von **Unbekannten** ein?
- Wie **meldet** oder **blockiert** Ihr Nutzende?

Tipps dazu gibt's bei **medien-kindersicher.de**.

6 Schaut Euch das **Profil** eines Familienmitglieds an. ☐
- Welche **Infos** sind hier eingetragen?
- Können Fremde daraus **Rückschlüsse** über Alter, Geschlecht oder Aufenthaltsort treffen?
- Wenn ja: Mit welchen Änderungen könnt Ihr Eure **privaten Infos schützen**?

7 Überlegt, welche Informationen Ihr braucht, um **sexuelle Belästigung im Internet** der Polizei zu melden. Seht Euch dafür zum Beispiel dieses Cybergrooming-Meldeformular an: **fragzebra.de/cybergrooming**. ☐

QUIZ

8 Macht gemeinsam das **Cybergrooming-Quiz**: Dort könnt Ihr Euch sogar eine Urkunde ausdrucken! ☐

Mehr Infos zum Thema Cybergrooming findet Ihr unter: **klicksafe.de/cybergrooming**

Kofinanziert von der Europäischen Union

Quelle: www.klicksafe.de

Handynutzungsvertrag Familie

In diesem Vertrag werden allgemein gültige Regeln für die gesamte Familie bezüglich der Handynutzung festgelegt.

1) Eltern dienen als Vorbild und achten auf ihren eigenen Handykonsum.

2) Kein Handy bei den Mahlzeiten.

3) Kein Handy, wenn gemeinsame Aktivitäten oder Gespräche stattfinden.

4) Die Handys werden mindestens 30 Minuten vor der Schlafenszeit weggelegt

5) Wir reden miteinander!

6) Eltern vertrauen ihrem Kind, dass es sich an die vereinbarten Regeln hält und kontrolliere es nicht heimlich.

7) Gemeinsam wird überlegt, in welchen Situationen die Handynutzung unhöflich ist und das Handy dann nicht genutzt.

________ __________________

Datum Unterschriften

Quelle: Privat

Handynutzungsvertrag Individuell

1) Ich gehe sorgsam mit technischen Geräten um. Ich nutze sie so, wie es mir meine Eltern gezeigt haben.

2) Ich akzeptiere die Sicherheitseinstellung die meine Eltern vornehmen und auch die beschränkten Nutzungszeiten.

3) Nutzungszeiten _____ Stunden an Wochentagen und

   _____ Stunden am Wochenende, Feiertagen und in den Schulferien.

4) Erst Schule, Hausaufgaben, Aufgaben zu Hause, dann Handynutzung.

5) Hobby geht vor Handynutzung.

6) Ich sichere mein Handy mit einem Code, den nur ich und meine Eltern kennen. Bei Problemen frage ich meine Eltern.

7) Alleine ändere ich nur die Einstellungen, die ich mit meinen Eltern verabredet habe.

8) Ich gebe meine Handynummer und Kontaktdaten nicht an Fremde weiter.

9) Spiele und Apps lade ich nur gemeinsam mit meinen Eltern herunter.

10) Ich kaufe nichts über mein Handy und klicke nicht auf Werbung. Wenn es mir doch passiert, sage ich meinen Eltern Bescheid.

Quelle: Privat

Liste positiver alternativer Aktivitäten

Soziale Kontakte - Freunde treffen - Gesellschaftsspiele - Gemeinsamer Ausflug - Kinobesuch - In ein Café gehen - Ehrenamtlich engagieren	**Freizeitaktivitäten** - Kochen - Malen - Minigolf - Spazieren gehen
Alternative Medien - Buch lesen - Musik hören über MP3-Player - Zeitschrift lesen	**Sport** - Wandern - Schwimmen gehen - Sportverein besuchen - Yoga - Radfahren - Joggen
Kultur - Konzert besuchen - VHS-Kurs besuchen - Museumsbesuch	**Sonstiges** - Sauna - Stadtbummel - Anderen helfen - Ausflug machen - In der Sonne sitzen

Weitere Ideen und Vorschläge:

___

___

___

___

Quelle: Privat

Persönlicher Notfallplan

In welchen Situationen ist die Gefahr eines übermäßigen Smartphonekonsums hoch?

1. ______________________________
2. ______________________________
3. ______________________________

Wenn ich Gefahr laufe wieder zu viel Zeit am Handy zu verbringen, was kann ich tun?

____

____

____

Körperliche Aktivitäten, welche?

____

____

Etwas Entspannendes machen, was?

____

____

____

Mich ablenken, wie (NICHT MIT DEM HANDY!!!)?

____

____

Wen kann ich kontaktieren, der mich unterstützen kann?

Name	Telefonnummer

Quelle: Privat

Notfallkarte

Vorderseite

Notfallkarte
Ich will mein Smartphone nicht übermäßig nutzen, weil…

____

____

____

Erste Hilfe:
1. Ich lege mein Handy weg
2. Ich lenke mich ab
3. Positive Selbstgespräche

Rückseite

Positive Sätze an mich selbst:

____

____

____

Ich kontaktiere (dazu darf ich mein Handy nutzen, wenn keine andere Möglichkeit besteht):
Name Telefonnummer

____

____

____

____

Diese Notfallkarte kann man gut laminieren und dann mit sich tragen.

So hat man immer einen „Notfallplan“ bei sich.

Quelle: Privat

MIX
Papier aus verantwortungsvollen Quellen
Paper from responsible sources
FSC® C105338

If you have any concerns about our products, you can contact us on
ProductSafety@springernature.com

In case Publisher is established outside the EU, the EU authorized representative is:
Springer Nature Customer Service Center GmbH
Europaplatz 3, 69115 Heidelberg, Germany

Printed by Libri Plureos GmbH
in Hamburg, Germany